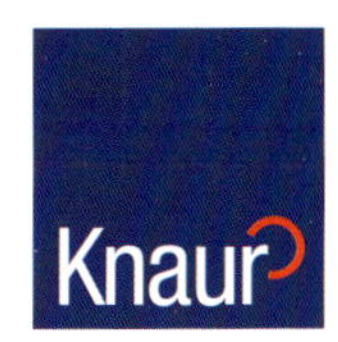

Rosi Mittermaier ▪ Prof. Dr. med. Reiner Bartl

Stabile Knochen – mobiles Leben

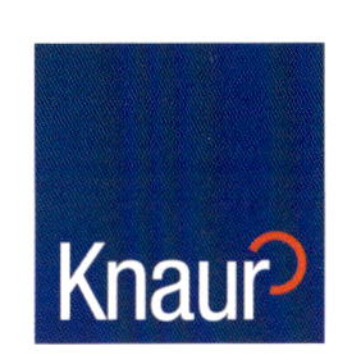

Rosi Mittermaier ▪ Prof. Dr. med. Reiner Bartl

Stabile Knochen – mobiles Leben

Osteoporose aktiv begegnen: vermeiden, behandeln und beweglich bleiben

- Frühzeitige Diagnose und wirksame Therapie
- 3-stufiges Knochenaufbauprogramm mit Rosi Mittermaier

Mit einem Übungsteil von Bernd Thurner und Christof Baur

www.knaur-ratgeber.de

INHALT

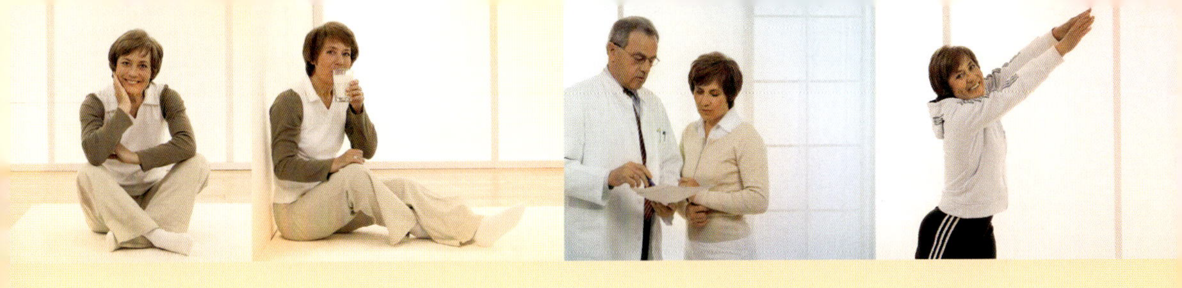

BEWEGUNG IST ALLES ④
ÜBEN SIE MIT ROSI MITTERMAIER

VORWORT

LIEBE LESERINNEN UND LESER,

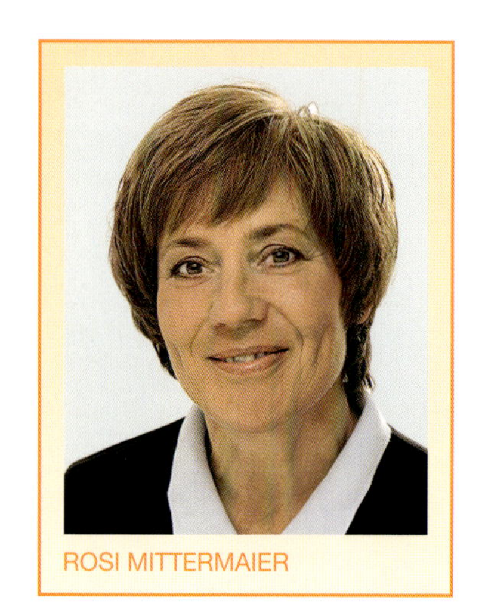
ROSI MITTERMAIER

Stärke kommt von innen – innere Stärke schützt unsere Seele und hält unser Knochengerüst stabil. Bei vielen Menschen, insbesondere bei Frauen, gerät dieses Gleichgewicht ins Wanken. Sie leiden unter Knochenschwund, einer der am weitesten verbreiteten Krankheiten in Deutschland. Diese Krankheit wird leider oft erst nach einem Bruch erkannt. Aus meiner aktiven Zeit als Skifahrerin weiß ich, wie schmerzhaft Knochenbrüche sein können. Deshalb möchte ich allen Frauen Hoffnung machen: Knochenschwund ist keine unvermeidliche Begleiterscheinung des Alters mehr, Unsicherheit und Angst vor einem Knochenbruch müssen nicht sein. Mithilfe moderner Medikamente kann Osteoporose heute erfolgreich behandelt werden.

Falls bei Ihnen bereits Knochenschwund festgestellt wurde: Tun Sie aktiv etwas gegen die Krankheit! Als aktive Sportlerin habe ich schon in jungen Jahren begriffen, wie wichtig die eigene Gesundheit ist. Bewegung ist das A und O für starke Knochen. Wer nicht weiß, welche sportliche Aktivität ihm liegt, der sollte sich einfach seine Freundin schnappen und etwas Neues ausprobieren, zum Beispiel Nordic Walking. So können Sie sich gegenseitig motivieren und in der freien Natur neue Kraft schöpfen – das macht selbstbewusst und stärkt die Knochen!

Viel Spaß beim Lesen und alles Gute wünscht Ihnen Ihre

Rosi Mittermaier

LIEBE LESERINNEN UND LESER,

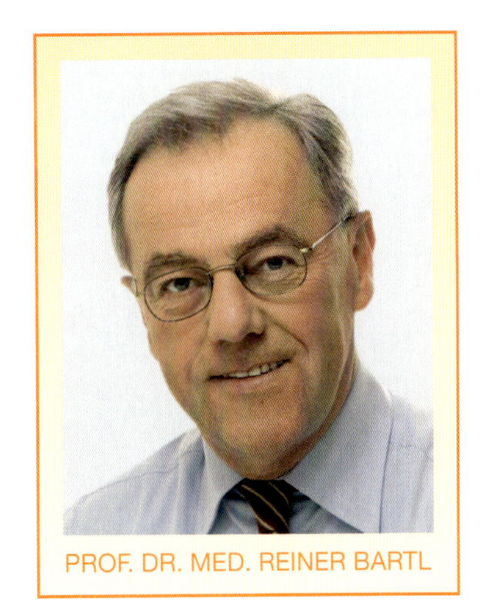
PROF. DR. MED. REINER BARTL

immer noch wird sie häufig unterschätzt oder als Krankheit nicht ernst genommen: die Osteoporose. Noch vor wenigen Jahren wurde es sogar von Ärzten noch als normal angesehen, wenn eine ältere Frau aufgrund von Wirbelbrüchen kleiner wurde und einen »Witwenbuckel« entwickelte, ganz zu schweigen von den Schmerzen, den Bewegungseinschränkungen und den damit verbundenen psychischen Folgen. Wir alle – Patienten, Hausärzte, Spezialisten, Selbsthilfegruppen, Kassenvertreter, Apotheker und vor allem Politiker – müssen diese Volkskrankheit mit ihren Leiden und immensen Kosten in der Gesellschaft bewusster machen und endlich eine effektive **Osteoporose-Vorsorge** durchsetzen. Denn die beste Altersvorsorge ist nicht eine hohe »Altersrente«, sondern stabile Knochen und damit Mobilität und Lebensfreude!

JEDER IST SEINES SKELETTES SCHMIED!

Dieser Ratgeber zeigt Ihnen den Weg, mit dem Sie die Osteoporose vermeiden können. Noch eine Bitte habe ich: Fangen Sie sofort mit unserem Programm an und bleiben Sie konsequent!

Ihre 220 Knochen danken es Ihnen! Ihr

R. Bartl

Prof. Dr. med. Reiner Bartl
Leiter des Bayerischen Osteoporose-Zentrums
der Universität München – Klinikum Großhadern

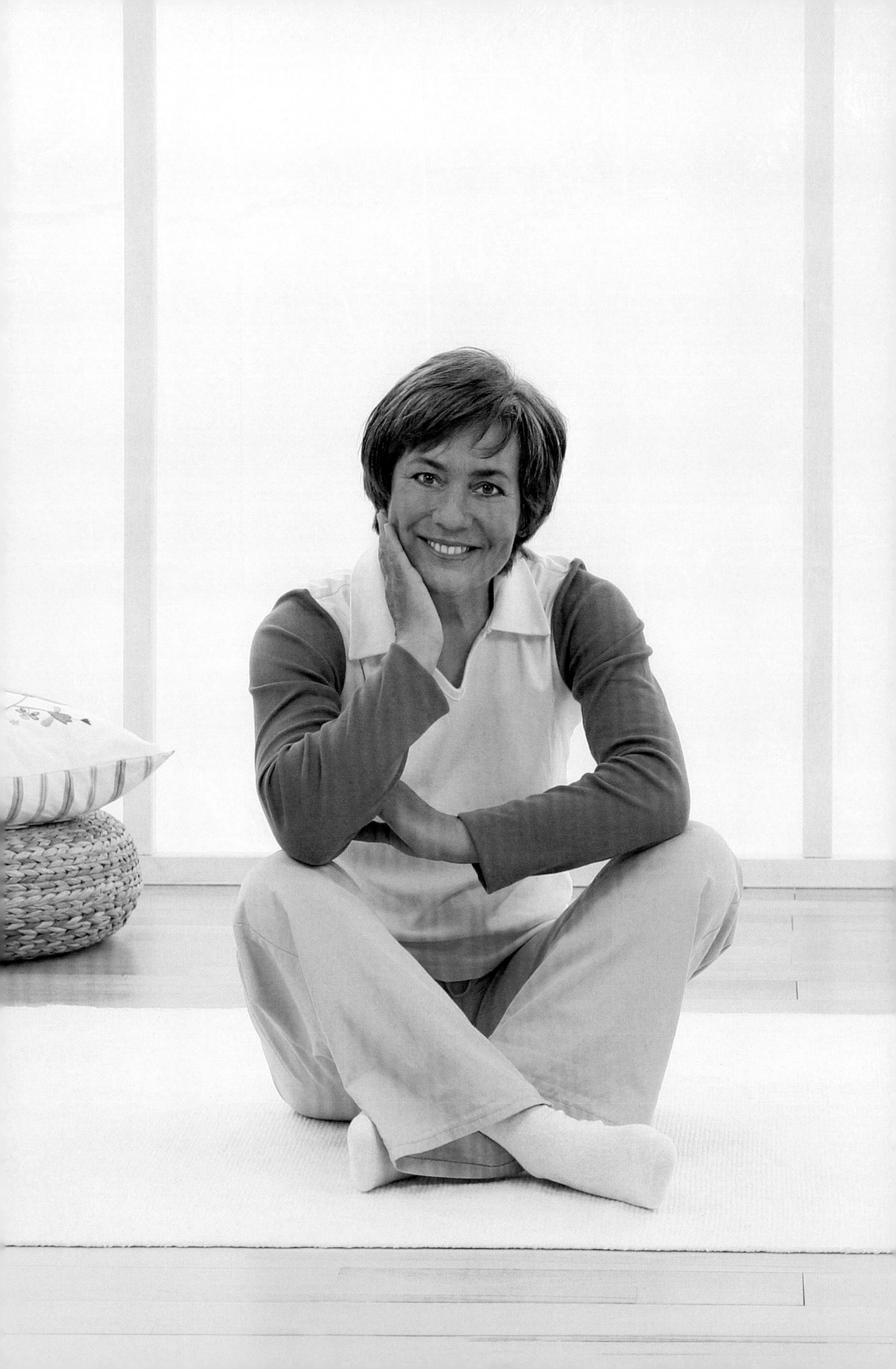

1

VOLKSKRANKHEIT OSTEOPOROSE

DER KNOCHEN – EIN MEISTERWERK DER NATUR

In unserem Körper haben die Knochen vielfältige, wenn auch undankbare Aufgaben übernommen. Im Gegensatz zu den Zähnen, die beim Lachen sichtbar Gesundheit, Lebensfreude und selbst Erotik signalisieren, sind die Knochen unsichtbar und werden nicht beachtet: Sie haben nur zu funktionieren.

DER AUFBAU DES KNOCHENS

Betrachten wir den Aufbau unserer 220 Knochen, so ist der äußere Anblick wenig aufschlussreich. Erst im Röntgenbild oder im Querschnitt erkennen wir, wie unterschiedlich die Knochen konstruiert sind. So sind die langen Knochen der Extremitäten hohl und entsprechen dem Prinzip der tragenden Röhre wie z. B. beim Fernsehturm.

Einem völlig anderen Bauprinzip begegnen wir bei den Knochen der Wirbelsäule, der Hüfte und des Oberschenkelhalses: Die dünne Knochenrinde

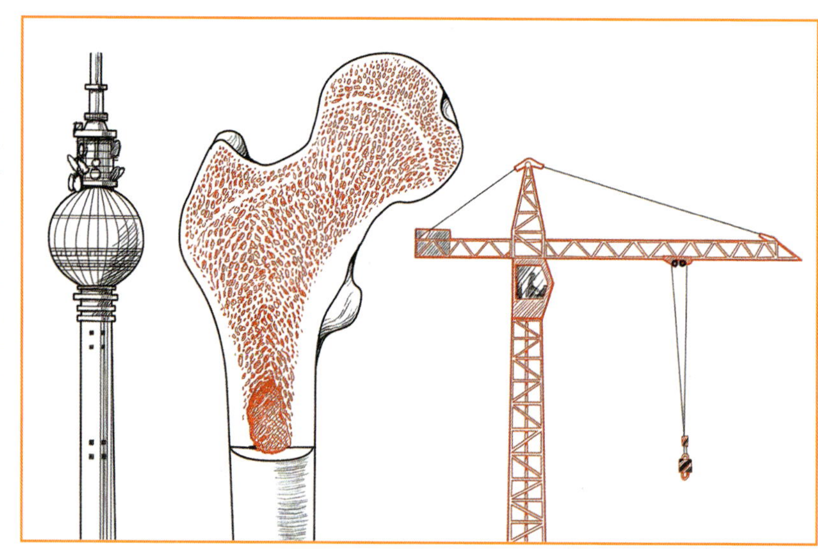

Die beiden Bauprinzipien des Oberschenkelknochens sorgen für eine maximale Belastbarkeit: Röhrenbauweise des Fernsehturms und Fachwerkkonstruktion des Krans.

(Kompakta) verbirgt ein schwammartiges Netzwerk von Knochenbälkchen (Spongiosa), vergleichbar mit den Streben einer Fachwerkbrücke oder eines Krans (siehe Abb. links). Dank der belastungsabhängigen Zusammensetzung von Knochenrinde und Knochenbälkchen erreicht der Knochen eine hohe Belastbarkeit und Elastizität, bei gleichzeitigem minimalem Aufwand an Material. Ungefähr 80 Prozent des Knochens bestehen aus kompakten, dichten Knochen, während sich die Knochenbälkchen durch eine besonders große Oberfläche auszeichnen.
Die Elastizität des Knochens wird erreicht durch eine spezielle Mischung der Baumaterialien, wie wir sie im Bauwesen als Prinzip der Spannbetonbauweise kennen. So besteht der Knochen aus elastischen »Seilen« (Kollagen) und dazwischen werden Mineralien, vor allem Kalzium und Phosphat, als Kristalle eingelagert und verfestigt, vergleichbar mit dem Beton zwischen Stahlseilen. Spurenelemente, Wasser und Riesenmoleküle dienen als Leim, der die Seile mit den Kristallen fest verbindet (»Verbundstoffe«).

WELCHE ROLLE SPIELT KALZIUM FÜR DIE KNOCHEN?

Der Knochen gibt dem Körper und seinen Organen Struktur und Schutz, er spielt aber noch eine andere wichtige Rolle: Er dient als Speicher für wichtige Minerale und Eiweiße. In der Tat sind mehr als 99 Prozent des Kalziums im Knochen gespeichert, das restliche Prozent ist wichtig für alle Lebensprozesse. Ohne Kalzium kann der Muskel sich nicht kontrahieren und das Herz nicht schlagen. Was geschieht, wenn der Kalzium-Blutspiegel abfällt und die lebenswichtigen Funktionen beeinträchtigt werden, wenn also zu wenig Kalzium über die Nahrung aufgenommen oder zu viel Kal-

Darstellung eines »Bautrupps« des Knochengewebes, bestehend aus Osteoklasten, Osteoblasten, knochenregulierenden Zellen (Osteozyten und Bone lining cells) sowie deren Vorläuferzellen.

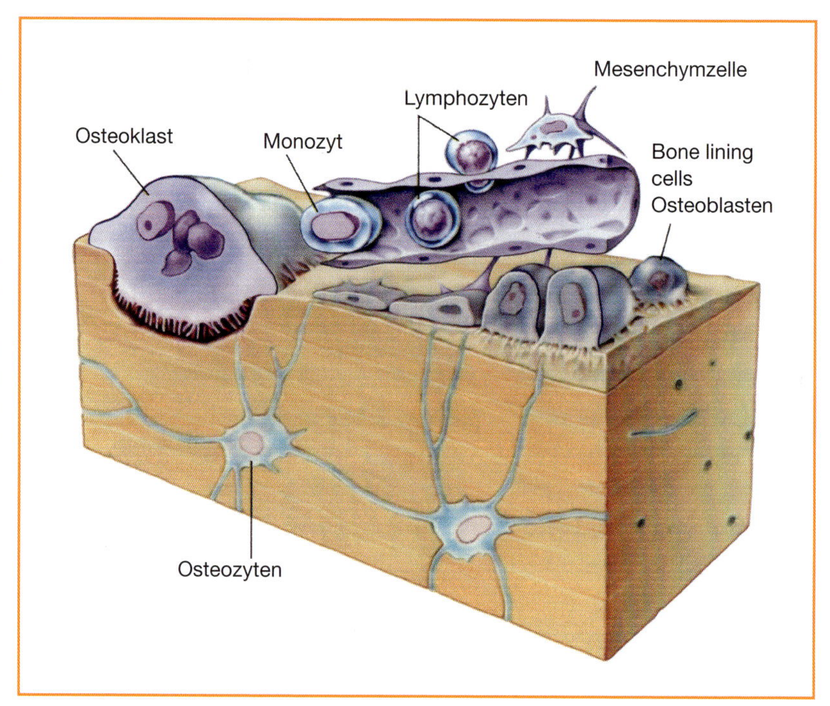

zium über den Urin verloren wird? Der Körper holt sich das fehlende Kalzium aus dem Knochen, selbst wenn er die Stabilität des Knochens damit opfern muss. Umgekehrt transportiert das Blut das aus dem Darm aufgenommene Kalzium in den Knochenspeicher. Kalziumreiche Ernährung verhindert daher, dass sich der Körper das lebensnotwendige Kalzium aus dem Knochen holt.

Eine Fachwerkbrücke bedarf einer ständigen Renovierung. Wir wissen vom Brückenbau, dass nur einige wenige durchgerostete Eisenträger zum Einsturz der gesamten Konstruktion führen können. So hat auch der Knochen ein geniales Überwachungssystem integriert, um renovierungsbedürftiges Material sofort zu erkennen. Er ist durchzogen von einem weit verzweigten

Kanalsystem und Sensoren, die kleine Brüche (Mikrofrakturen) entdecken und Reparaturbefehle an Bautrupps auf der Oberfläche des Knochens geben. Diese Baueinheiten bestehen aus einem »Bagger« (Knochenfresszellen oder **Osteoklasten**) und vielen »Maurern« (Knochenanbauzellen oder **Osteoblasten**), die alten Knochen abräumen und durch neuen, elastischen Knochen wieder ersetzen (siehe Abb. links). Diese Arbeit läuft zyklisch nach einem genau festgelegten Bauplan ab. Es stehen bis zu vier Millionen Baueinheiten bereit, die den Knochen während eines Lebens bis zu viermal komplett erneuern. Die Knochenbälkchen mit ihrer extrem großen Oberfläche sind für Umbaumaßnahmen besonders leicht zugänglich und reagieren daher auch besonders schnell auf überstürzten Knochenabbau. Wirbelkörper, Oberschenkelhals und Handgelenk haben einen besonders hohen Anteil an Spongiosa und sind daher auch besonders früh und stark anfällig für Knochenschwund und Brüche.

OSTEOPOROSE – EINE LEBENSGESCHICHTE

Von der Geburt bis zum Beginn des Erwachsenenalters nimmt unsere Knochenmasse ständig zu, zwischen 20 und 30 Jahren erreichen wir die maximale Knochendichte, **»peak bone mass«**. Spätestens nach dem 30. Lebensjahr verlieren wir aber mehr Knochen, als wir produzieren (Männer 0,3 Prozent, Frauen 0,5 Prozent jährlich). Offensichtlich ist dieser Schwund genetisch vorprogrammiert. Bei der Frau nach der Menopause steigt der Verlust an Knochen mit Abfall des Östrogenspiegels rapide bis auf vier Prozent pro Jahr! Dies bedeutet, dass Frauen vom 40. bis zum 70. Lebensjahr etwa 40 Prozent ihrer Knochenmasse verlieren, Männer im gleichen Zeit-

Die Knochendichte ist sehr stark altersabhängig: Vor allem bei Frauen nimmt sie nach den Wechseljahren rapide ab, dadurch steigt das Risiko von Knochenbrüchen.

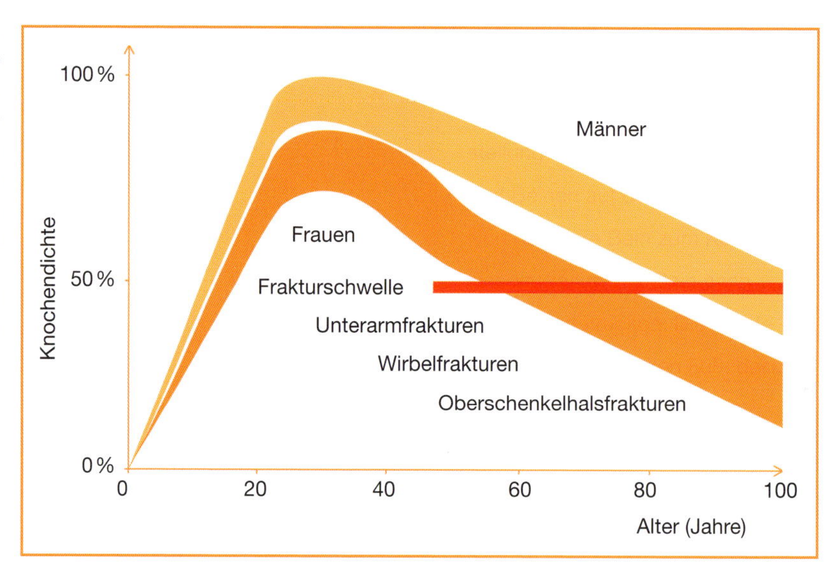

raum nur etwa zwölf Prozent. Es wurde errechnet, dass bei den Frauen 75 Prozent der Wirbelfrakturen und 50 Prozent der Oberschenkelfrakturen aus dem hohen Knochenschwund in der Menopause resultieren!

Der Grundstock für Knochenprobleme im späteren Alter wird aber häufig bereits in der Zeit als Teenager gelegt: Wenn etwa durch falsche Ernährung, durch mangelnde Bewegung oder durch Rauchen die optimale Knochendichte nicht erreicht wird. Die **Vorbeugung** der Osteoporose beginnt also schon in der Erziehung unserer Kinder! Eltern und schulische Institutionen sind für richtige Ernährung und ausreichende sportliche Aktivitäten verantwortlich. Die maximale Knochendichte, die wir als junger Erwachsener erreichen, ist vergleichbar mit einem Kapital, von dem wir bis ins hohe Alter zehren werden. Heute haben wir sogar die Möglichkeit, dieses Kapital unserer Knochen auch im Alter wieder zu vermehren (siehe Seite 43, 50, 65ff.).

WAS BEDEUTET EIGENTLICH »OSTEOPOROSE«?

Osteoporose ist eine Krankheit aufgrund von »zu wenig Knochen«. »Osteo« bedeutet Knochen und »Porose« kann mit Durchlässigkeit übersetzt werden. Experten definieren Osteoporose als eine Knochenkrankheit mit generalisiertem Abbau von Knochensubstanz, zunächst ohne sichtbare Veränderung der äußeren Knochenform, jedoch mit Abnahme der mechanischen Belastbarkeit des Knochens und Neigung zu Knochenbrüchen. Wir wissen von großen Studien, dass die Knochenmasse sehr genau die Festigkeit des Knochens und damit das Frakturrisiko widerspiegelt. Gemäß der Weltgesundheitsorganisation (WHO) wird die Osteoporose daher einfach nach den Werten der Knochendichtemessung festgelegt. Damit kann man die Diagnose einer Osteoporose bereits vor Auftreten einer Fraktur stellen und Maßnahmen zu ihrer Verhinderung einleiten.

WUSSTEN SIE DAS?

Knochenbrüche als Folge des Knochenschwundes treten zwar in der Regel im Alter auf, der Grundstock dafür wird aber bereits in der Jugend gelegt. Die Osteoporose wird daher auch als eine pädiatrische Erkrankung mit geriatrischen Komplikationen (d.h. Komplikationen im Alter) bezeichnet. Sie sehen also: Die Volkskrankheit Osteoporose ist eine Lebensgeschichte!

WIE OSTEOPOROSE ENTSTEHT

Osteoporose ist auf eine negative Knochenmassebilanz über viele Jahre zurückzuführen, die lange unbemerkt und leise abläuft, bis plötzlich »wie aus heiterem Himmel« bei geringstem Anlass, z.B. heftigem Niesen oder Anstoßen, ein Knochenbruch auftritt. Wirbeleinbrüche folgen in der Regel, die zu schweren Dauerschmerzen, Skelettdeformierungen und Abnahme der Körpergröße führen. Angst, Mutlosigkeit, Depression und zunehmende

Immobilität mit damit einhergehendem Muskelschwund sind die Folgen dieses »Teufelskreises«, den es zu durchbrechen gilt.

Wie läuft der **Raubbau** im Knochen selbst ab? Die »Bautrupps« des Knochengewebes führen ihre Reparaturarbeit bevorzugt auf der inneren Oberfläche des Knochens (Endost) durch. Die weitaus größte Angriffsfläche für die Knochenzellen bieten die Knochen mit hohem Anteil an spongiösem, trabekulärem (balkenförmigem) Knochen: also bevorzugt die Wirbelkörper, der Oberschenkelhals, die Rippen, das Handgelenk und die Ferse. Dieses schwammartige Knochengerüst wird wegen seiner immens großen Oberfläche fünfmal schneller abgebaut als die kompakte Knochenrinde der langen Röhrenknochen. In der zeitlichen Abfolge werden daher zuerst die

Links: Ein Osteoklast nagt das Knochenbälkchen an. Rechts: Zwei Tage später ist das Bälkchen durchtrennt und damit nutzlos.

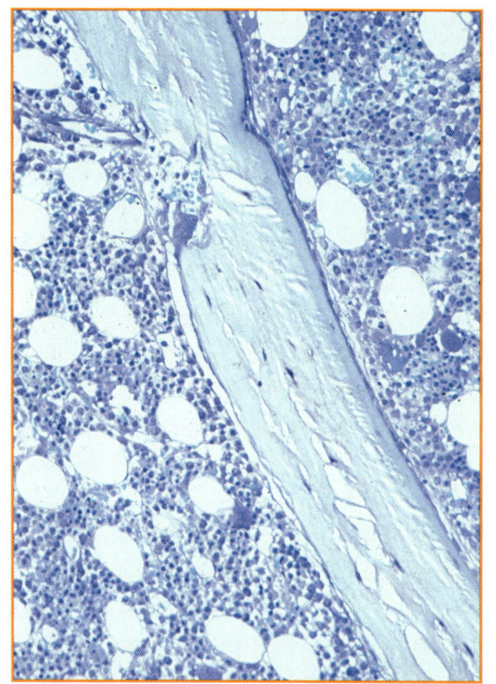

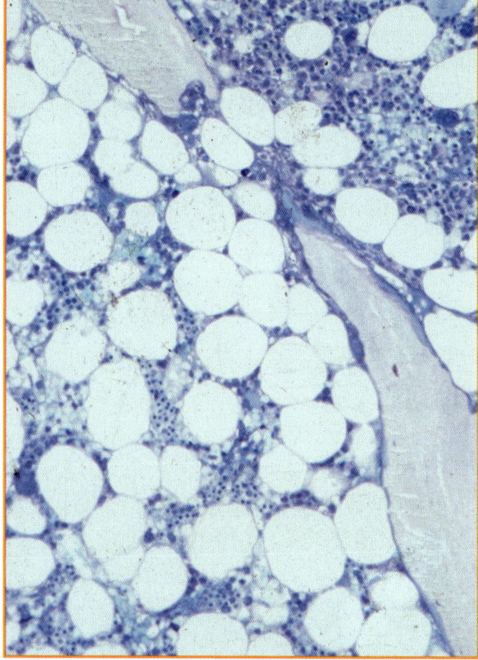

Knochenbälkchen im Inneren der Knochen zerstört, die Knochenrinde wird dagegen viel langsamer von der inneren Oberfläche her verschmälert. Halten die gleichzeitig eingeleiteten Knochenanbaumaßnahmen nicht Schritt mit dem Knochenabbau, so resultiert eine negative Knochenbilanz mit Verminderung der Knochendichte: Die Osteoporose entsteht.

Der Knochen bricht aber nicht allein deswegen, weil er dünn ist. Neuere Studien haben uns gezeigt, dass Osteoporose mehr als nur zu niedrige Knochendichte ist: Sie ist auch ein **Qualitätsproblem**. Hier ist wieder der Vergleich mit dem Brückenbau angebracht: Die Tragfähigkeit einer Brücke hängt nicht nur von der Dicke des Hauptträgers ab, genauso wichtig ist die Qualität der verwendeten Baumaterialien und vor allem ihre ständige Wartung! Wird die Brücke nicht regelmäßig entrostet und saniert, so wird sie an ihrer schwächsten Stelle brechen. Eine Brücke kann man ersetzen, nicht aber unser Skelett! In unserem Knochen laufen ständig Mikrofrakturen ab, die zu einer Schwächung der Belastbarkeit führen und einer sorgfältigen Reparatur bedürfen. Heilen diese tausende winziger Frakturen nicht komplett und ohne »Narben« aus, so kommt es ab einem kritischen Punkt zum Bruch des gesamten Knochens. Ist zudem die Knochenstruktur von Anfang an qualitativ minderwertig angelegt – und dies gilt für den mikroskopischen bis in den molekularen Bereich –, so kann der Knochen selbst bei normaler Dichte brechen. Die osteoporotisch bedingte Knochenfraktur basiert daher in der Regel auf drei gleichzeitig vorliegenden **Abnormitäten des Knochengewebes:**

- erniedrigte Knochendichte,
- mangelhafte Reparaturmechanismen,
- minderwertige Knochensubstanz.

Bei der Behandlung der Osteoporose müssen wir also nicht nur eine Erhöhung der Knochendichte, sondern auch eine Verbesserung der Knochenqualität und der Reparaturmechanismen anstreben.

DIE RISIKOFAKTOREN

Osteoporose kann jeden treffen - in jedem Alter! -, aber bestimmte Personengruppen haben höhere Risiken, osteoporotische Brüche zu erleiden.

Die **fünf wichtigsten Risiken** sind:

- Kalzium- und Vitamin-D-Mangel,
- Bewegungsmangel (geringe mechanische Belastung der Knochen),
- Sexualhormonmangel mit Beginn der Menopause,
- Rauchen und
- hohes Sturzrisiko und Koordinationsstörungen im Alter.

Wenn Sie diese Risiken ausschalten oder reduzieren, kann die Knochendichte in Ihrem Körper wieder deutlich zunehmen. Damit können Sie das Risiko für Knochenbrüche entscheidend senken.

Wenn Sie Risikofaktoren haben, bedeutet es noch lange nicht, dass Sie an Osteoporose erkranken werden. Aber Sie sollten diese mit Ihrem Hausarzt besprechen und ein Vorsorgeprogramm beginnen. Umgekehrt ist es ein Trugschluss zu glauben, dass Sie bei fehlenden Risikofaktoren vor der Osteoporose gefeit wären. Es gibt sicher noch andere Risikofaktoren, die wir bisher noch gar nicht kennen. Um sicherzugehen, sollten Sie daher die Möglichkeit einer Knochendichtebestimmung (DXA-Methode) mit Ihrem Arzt diskutieren (siehe Seite 28ff.). Ist die gemessene Knochendichte zu niedrig, haben Sie ein erhöhtes Risiko, einen Knochenbruch zu erleiden.

Einige Risikofaktoren können nicht beeinflusst werden: zum Beispiel Alter, Geschlecht, Knochenbau oder die genetische Veranlagung. Für andere Faktoren sind wir aber sehr wohl selbst verantwortlich: Bewegung, Ernährung und Lebensstil. Selbst wenn einige Risikofaktoren nicht abzustellen sind, so können wir doch unser »Knochenbewusstsein« schärfen, früh unsere Knochenmasse bestimmen lassen und Vorsorge treffen. Dazu ist es nie zu früh und auch nie zu spät. Wir müssen nicht warten, bis der erste Knochenbruch auftritt!

FAKTEN

In großen Studien wurden zehn wichtige Risikofaktoren erkannt, die im Zusammenhang mit Osteoporose eine wichtige Rolle spielen:

- hohes Alter
- weibliches Geschlecht
- genetische Veranlagung
- Knochenbau
- niedriges Körpergewicht
- Bewegungsmangel
- frühe Menopause
- Lebensstil (Ernährung, Rauchen!)
- Krankheiten und Medikamente (z. B. Kortison!)

RISIKEN, DIE WIR NICHT BEEINFLUSSEN KÖNNEN

Mit zunehmendem **Alter** nimmt das Osteoporose-Risiko zu, für Frauen wie für Männer. Nach dem 30. Lebensjahr verlieren wir jedes Jahr etwa 0,5 Prozent (Frauen bis zur Menopause) bzw. 0,3 Prozent (Männer) an Knochenmasse. Dieser Verlust ist leider genetisch einprogrammiert.

Frauen haben ein höheres Osteoporose-Risiko als Männer und erleiden zweimal häufiger Oberschenkelhalsfrakturen. 80 Prozent der Patienten mit Osteoporose sind Frauen. Männer starten mit einer höheren Knochenmasse und verlieren in ihrem Leben nur 20 bis 30 Prozent der Knochenmasse, während Frauen 40 bis 50 Prozent der Knochenmasse verlieren. Hinzu kommt der dramatische Knochenverlust während der Menopause mit dem **Östrogenabfall.** Frauen werden auch älter als Männer, sodass sie mehr Zeit haben, Osteoporose zu entwickeln.

Folge des Verlusts an Knochenmasse ist eine starke Zunahme an Knochenbrüchen, bei Männern etwa zehn Jahre später als bei Frauen.

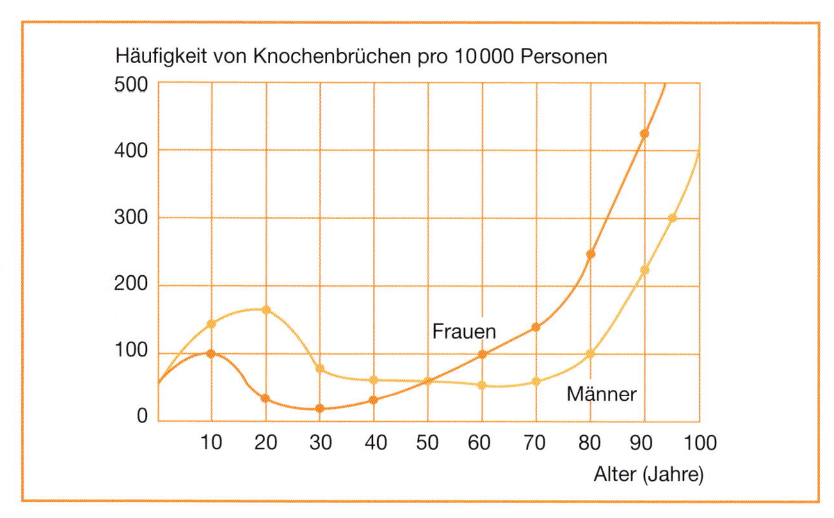

Auch das familiäre Erbe, die **genetische Veranlagung,** spielt in der Entwicklung einer Osteoporose eine große Rolle: »Wie die Mutter, so die Tochter.« Daher ist die Erhebung der familiären Krankengeschichte bei Diagnosestellung so wichtig. Es gibt regelrechte »Osteoporose-Familien«, in denen früh Oberschenkelhalsfrakturen auftreten. Feingliedrige Menschen haben ein höheres Erkrankungsrisiko als muskulöse Personen mit kräftigem Knochenbau. Frauen, die veranlagungsbedingt einen hohen Anteil an Fettgewebe haben, produzieren mehr Östrogen als dünne Frauen und haben daher auch nach der Menopause einen Knochenschutz.

VERMEIDBARE RISIKEN

BEWEGUNGSMANGEL

Regelmäßiger Sport kräftigt die Muskulatur und fördert die Geschicklichkeit. Trainierte Muskeln regen den Knochenaufbau an, Bewegungsmangel führt dagegen zu einem dramatischen Knochenschwund. Wir haben Knochen und Muskeln entwickelt, um uns gegen die Schwerkraft zu behaupten. Jedes körperliche Training, das gegen die Schwerkraft gerichtet ist, stärkt daher den Knochen. Benutzen Sie also nicht die Rolltreppe, sondern nehmen Sie die Treppe! Mangelndes Training birgt eine weitere Gefahr: Wer nicht trainiert ist, hat in der Regel schlechte Sturzreflexe und fällt daher leichter.

RAUCHEN IST GIFT FÜR DIE KNOCHEN!

Wie alle Zivilisationskrankheiten, so wird auch die Osteoporose vom Lebensstil entscheidend beeinflusst. Raucher wissen, dass Nikotin der Gesundheit vielfältig schadet. Weniger bekannt ist, dass Rauchen auch den Knochen schädigt. Raucher verzeichnen eine geringere Produktion und einen schnelleren Abbau der Sexualhormone. Raucherinnen kommen durchschnittlich zwei Jahre früher in die Menopause und verlieren doppelt so viel Knochenmasse wie Nichtraucherinnen, mit höherem Frakturrisiko. Schon Raucher mit fünf bis zehn Zigaretten am Tag haben ein höheres Risiko, Knochenbrüche zu erleiden. Denken Sie daran: Unsere Knochen sind sensibel und sehr nachtragend, sie vergessen keine Zigarette!

ACHTEN SIE AUF EINE »KNOCHENBEWUSSTE ERNÄHRUNG!«

Wir wissen, dass auch **Alkohol** die knochenanbauenden Zellen toxisch schädigt, vor allem in größeren Mengen oder im Rahmen des Alkoholismus. Ein Gläschen Wein oder ein kleines Bier zum Essen ist dagegen sogar förderlich für die Knochenmasse. Alkoholiker leiden jedoch meist an Mangelernährung mit Leberschaden und haben eine erhöhte Sturzgefahr.

TOP-TIPP

Wenn Sie nicht auf Ihren täglichen Kaffee- oder Teegenuss verzichten wollen – kein Problem: Die negative Kalziumbilanz können Sie mit weniger Zucker und einem Glas Milch nachträglich wieder ausgleichen. Zudem wirken pflanzliche Östrogene im Tee dem Knochenschwund entgegen und können sogar eine höhere Knochendichte erzeugen!

KAFFEEGENUSS MÄSSIGEN!

Koffein wird schon lange mit Osteoporose in Verbindung gebracht. Der Grund: Koffein bewirkt eine gesteigerte Ausscheidung von Kalzium über den Urin. Vor allem Patienten mit niedriger Kalziumaufnahme sind betroffen. Koffein befindet sich vor allem in Kaffee, aber auch in schwarzen und grünen Teesorten, in Cola-Getränken und sogar in Schokolade. Personen, die mehr als zwei Tassen Kaffee am Tag trinken, zeigten in einer großen Studie ein erhöhtes Frakturrisiko. Fehlernährung mit zu hohem Anteil an Zucker, Protein, Fett, Salz und Phosphat führen zu einer Übersäuerung und damit zu einer vermehrten Kalziumausscheidung. Vor allem eine mangelhafte Versorgung mit Kalzium und Vitamin D stellt einen wichtigen Risikofaktor dar.

MEDIKAMENTE KÖNNEN »KNOCHENRÄUBER« SEIN!

Einige Medikamente sind richtige »Knochenräuber«, wenn sie systemisch und über längere Zeit in Tablettenform oder als Infusion verabreicht werden. Dazu gehören vor allem *Kortison* und alle davon abgeleiteten Substanzen wie zum Beispiel *Prednison* und *Dexamethason*.

Nicht gefährlich für den Knochen ist dagegen eine kurze und ausschließlich lokale Anwendung der Kortisonderivate in Form von Salben oder Sprays. Aber nicht alle Patienten reagieren mit dem gleichen Knochenabbau. Wir wissen seit langem, dass für das Osteoporose-Risiko die Tagesdosis und die Einnahmedauer des Medikamentes entscheidend ist. Deshalb sollten Sie in Zusammenarbeit mit Ihrem Arzt die Tagesdosis so niedrig wie nur möglich halten. Wenn das Medikament für Sie unentbehrlich ist, stoppen Sie das Rauchen, nehmen Sie Kalziumtabletten mit Vitamin D und treiben Sie regelmäßig Sport. Wenn Sie länger als ein halbes Jahr täglich Prednison einnehmen müssen, gehen Sie zur Knochendichtemessung, um den Ausgangswert Ihrer Knochenmasse zu bestimmen.

Wenn Sie *Schilddrüsenhormone* einnehmen müssen, sollten Sie eine Überdosierung vermeiden, die über einen längeren Zeitraum ebenfalls eine Osteoporose mit Frakturen verursacht. Ihr Arzt kann die Schilddrüsenhormonwerte kontrollieren und so sicher eine Überdosierung vermeiden.

Auch blutverdünnende Mittel wie *Heparin* oder *Marcumar*® können bei langjähriger Einnahme schwere Osteoporosen verursachen. Auch hier ist eine Kontrolle der Knochendichte in regelmäßigen Abständen angesagt.

Ebenso bewirken verschiedene Medikamente, die in der Behandlung der Epilepsie eingesetzt werden, Knochenverlust und/oder Mineralisationsstörungen (»Osteomalazie«).

Auch *Antidepressiva, Diuretika, Antibiotika, Chemotherapeutika* und *aluminiumhaltige Antazida* schwächen bei längerer Einnahme den Knochen. Reden Sie mit Ihrem Arzt darüber, ob eines Ihrer Medikamente Knochenschwund verursachen kann. Sie können dann in aller Ruhe vorsorgliche Schritte einleiten, ohne auf eines der notwendigen Medikamente verzichten zu müssen.

IM GESPRÄCH: OSTEOPOROSE – KEIN UNVERMEIDLICHES SCHICKSAL!

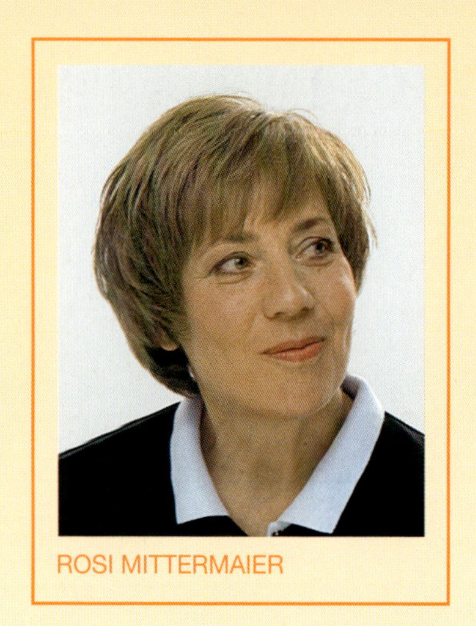

ROSI MITTERMAIER

MITTERMAIER: Herr Prof. Bartl, angenommen, meine Mutter leidet im Alter zwischen 70 und 80 Jahren an Osteoporose. Bedeutet dies, dass ich diese Anlagen geerbt habe?

PROF. BARTL: Osteoporose ist eine weit verbreitete Krankheit, die bei einer von drei Frauen im Alter von 80 Jahren festzustellen ist. Deshalb ist es nicht ungewöhnlich, wenn Sie eine betroffene Verwandte haben, besonders wenn diese oder dieser Verwandte sehr alt ist. Aber es bedeutet nicht, dass Sie diese Anlage damit automatisch vererbt bekommen.

Wenn Ihre Mutter im fortgeschrittenen Alter eine Hüftfraktur hatte, bedeutet dies für Sie, dass Ihr Risiko, später Osteoporose zu bekommen, etwas höher liegt. Sie sollten deshalb sicherheitshalber eine Knochendichtemessung durchführen lassen. Damit stellen Sie fest, ob Ihre Knochenmasse normal ist – vor allem, wenn bei Ihnen noch weitere Risikofaktoren bestehen.

MITTERMAIER: Meiner Freundin wurde von ihrer Ärztin gesagt, dass sie Osteoarthritis an ihrer Wirbelsäule habe. Liegt bei ihr also eine Osteoporose vor?

PROF. BARTL: Nein. Osteoarthritis ist eine ganz andere Krankheit, die die Gelenke betrifft und nicht mit Knochenschwund verbunden ist. Bereits in einem einfachen Röntgenbild unterscheidet sie sich von Osteoporose. Osteoarthritis ist ein sehr weit verbreiteter Krankheitszustand vor allem bei älteren Menschen und verursacht Schmerzen in den betroffenen Gelenken, Wirbelsäulengelenke mit einbegriffen. Es gibt Anlass zu vermuten, dass Menschen mit Osteoarthritis seltener an Osteoporose erkranken und umgekehrt.

MITTERMAIER: Können Wirbelbrüche, die aufgrund von Osteoporose auftreten, die Nerven der Wirbelsäule beschädigen und eine Lähmung verursachen?

PROF. BARTL: Nein, Wirbelkörperfrakturen, die durch Osteoporose hervorgerufen wurden, beschädigen kaum jemals den Nervenstrang der Wirbelsäule oder die Nervenwurzeln. Rückenschmerzen, die in eines oder beide Beine wandern, mit oder ohne Schwäche- oder Taubheitsgefühl, entstehen sehr viel wahrscheinlicher durch einen verschobenen Wirbel, oder sie haben einen ganz anderen Grund.

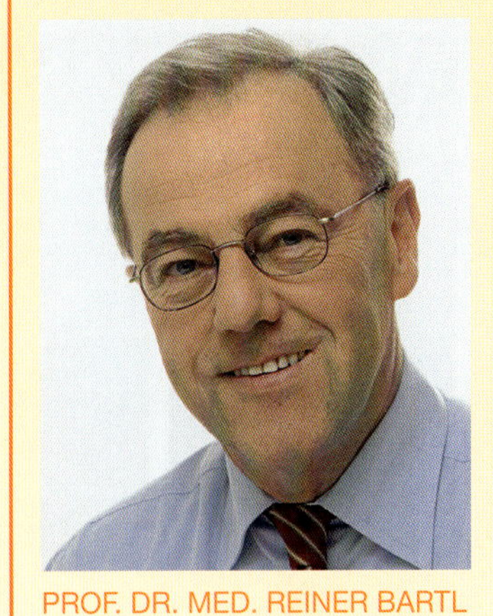

PROF. DR. MED. REINER BARTL

MITTERMAIER: Welche Umstände erhöhen die Gefahr zu stürzen?

PROF. BARTL: Die Einnahme von Beruhigungsmitteln, schlechte Sicht, Morbus Alzheimer, Gehbehinderung und Vitamin-D-Mangel sind alles Risikofaktoren, die die Sturzgefahr erhöhen. Ein Sturz wird auch wahrscheinlicher, wenn es im Haushalt Gegenstände gibt, über die man leicht stolpern kann (Stromkabel, Teppiche, Spielzeug), oder wenn erhöhte Rutschgefahr besteht, z.B. durch nasse Böden oder im Winter auf vereisten Gehwegen.

MITTERMAIER: Wenn eine Frau unter schwerer Osteoporose mit Wirbelkörperfrakturen leidet und bereits mehrere Zentimeter kleiner geworden ist: Ist es dann zu spät, sie zu behandeln?

PROF. BARTL: Nein. Es ist niemals zu spät, Osteoporose zu behandeln, selbst in sehr stark fortgeschrittenen Fällen. Obwohl es keine Behandlung gibt, die die Krankheit in so weit fortgeschrittenen Fällen heilt, gibt es Mittel, die Gefahr weiterer Frakturen zu reduzieren und weiteren Knochenschwund zu verhindern. Es gibt aber auch heute schon Medikamente, die den Knochen wieder aufbauen, die so genannten »osteo-anabolen« Substanzen.

WELCHE KRANKHEITEN BEGÜNSTIGEN OSTEOPOROSE?

Die **chronische Polyarthritis**, eine Unterform des chronischen Rheuma, ist wohl der wichtigste Vertreter dieser chronischen Krankheiten, die bisher über die Jahre immer eine Osteoporose mit Frakturen verursacht haben. Die betroffenen Patienten müssen oft auch Kortisonpräparate einnehmen. Gerade bei ihnen muss früh der vorzeitige Knochenabbau vor allem mit *Bisphosphonaten* (siehe Seite 65ff.) verhindert werden.

Chronische Lungenerkrankungen, insbesondere chronische Bronchitis und Emphysem, verursacht durch Rauchen, erhöhen ebenso das Osteoporose-Risiko. Der Patient muss überzeugt werden und auch dazu bereit sein, sofort das Rauchen als Hauptursache einzustellen.

Bisher wird nur wenig beachtet, dass auch die **Zuckerkrankheit** (Diabetes mellitus) ein erhebliches Osteoporose-Risiko darstellt. Der Insulinmangel führt zu einem erhöhten Knochenabbau und gleichzeitig zu einer verminderten Produktion von Kollagen, der Grundsubstanz des Knochengewebes. Betroffen sind vor allem Diabetes-Patienten, die mit Tabletten und nicht mit Insulinspritzen behandelt werden.

Querschnitt eines gesunden bzw. porösen Röhrenknochens: In der rechten Abbildung ist die Zerstörung des Knochens von innen deutlich zu erkennen.

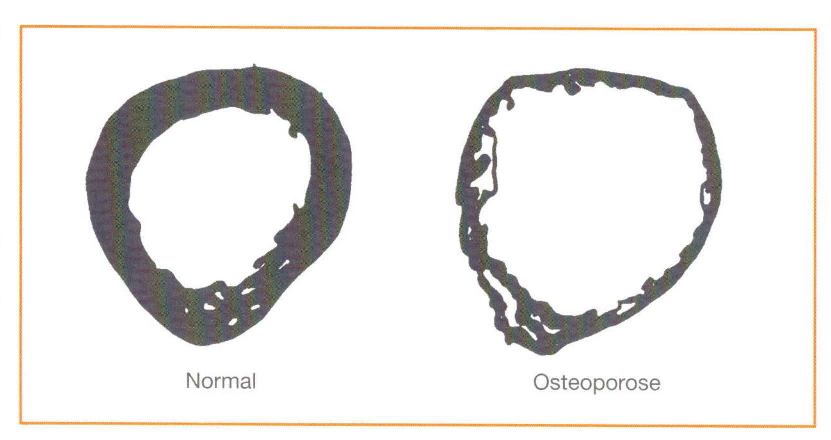

Auch **entzündliche Darmerkrankungen** und **Magenoperationen** führen zu einer verminderten Aufnahme von Kalzium und Vitamin D. Bei diesen Patienten sollte besonders auf eine ausreichende Ernährung und Vitaminzufuhr geachtet werden.

MÖGLICHKEITEN DER DIAGNOSEERSTELLUNG

Falls Sie Risikofaktoren haben oder einfach über Ihre Knochendichte Bescheid wissen wollen, fragen Sie am besten Ihren Hausarzt, mit welchem Osteoporose-Zentrum er zusammenarbeitet. Die Abklärung einer Osteoporose läuft heute standardisiert, einfach und preiswert ab und dauert in der Regel nicht länger als eine halbe Stunde.

1. DIE BESTANDSAUFNAME (ANAMNESE)

Der erste Schritt umfasst die Erhebung einer ausführlichen **Familien- und Krankengeschichte** sowie eine **körperliche Untersuchung.** Dazu gehören vor allem die Messung der Körpergröße, die Dokumentation der Größenabnahme sowie eine genaue Abklärung des Rückenschmerzes inklusive Röntgen. Periphere Knochenbrüche ohne stärkere Gewalteinwirkung, Wirbelkörpereinbrüche sowie die Verminderung der Körpergröße um über vier Zentimeter im Erwachsenenalter sind bereits sichere Indikatoren für das Vorliegen einer so genannten manifesten Osteoporose.

2. RÖNTGEN DER WIRBELSÄULE

Vor allem bei Rückenschmerzen sind zwei **Röntgenaufnahmen der Lendenwirbelsäule** wegweisend: Erkannt werden Abnutzungserscheinungen der Wirbelgelenke, Verkrümmung der Wirbelsäule (»Skoliose«), Bandscheibenschäden, Verkalkungen der Hauptschlagader und Einbrüche der Wirbelkörper.

3. DIE MESSUNG DER KNOCHENDICHTE

Als **Knochendichtemessung** ist die DXA-Methode die von der WHO und vom Dachverband Osteologie (DVO) (siehe Seite 143) empfohlene Methode. Sie ist sehr strahlenarm und erlaubt die gleichzeitige Messung von Lendenwirbelsäule und Hüfte, also die Stellen des Skeletts mit dem höchsten Anteil an spongiösem Knochen. Dort ist die Osteoporose-Gefahr am höchsten. Die Untersuchung ist absolut nicht belastend und dauert nur zehn Minuten. Sie bietet sich für eine regelmäßige Kontrolle an. Die messtechnische Diagnosestellung richtet sich nach dem so genannten **T-Wert.** Dieser sagt aus, um wie viel die gemessene Knochendichte vom Durchschnittswert junger, gesunder Menschen abweicht:

MESSERGEBNISSE DER KNOCHENDICHTE

T-Werte	
> -1 SD	Normalbefund
-1,0 bis -2,5 SD	Osteopenie
< -2,5 SD	Osteoporose

Ultraschall-Messungen (US) der Ferse oder Finger sind nur als »screening« für die Einschätzung des Frakturrisikos geeignet. Auch die **quantitative Computertomografie (QCT)** der Lendenwirbelsäule wird derzeit noch nicht von der DVO für die Diagnose der Osteoporose empfohlen.

Bayerisches Osteoporose-Zentrum der Uni München

Prof. Dr. med. Reiner Bartl , Marchioninistr.15

D- 81366 München Tel: 089-7095-2514, -5520

Patient:		**Arzt:**			
Geburtsdatum:	09.12.1913 91,2 Jahre	**Attendant:**			
Größe / Gewicht:	170,0 cm 68,0 kg	**Gemessen:**	23.02.2005	11:03:46	(8,70)
Geschl. / Ethn.:	Weiblich Weiß	**Analysiert:**	23.02.2005	11:05:45	(8,70)

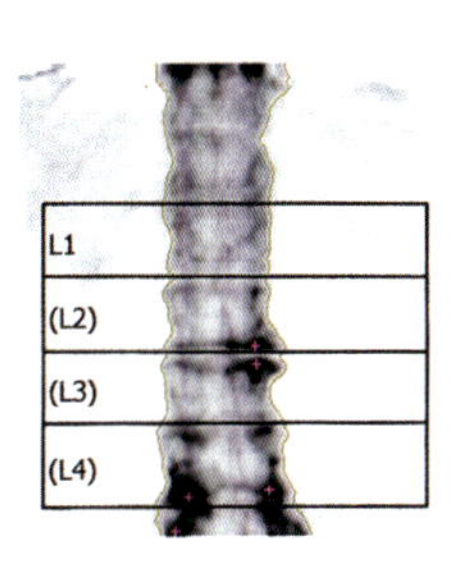

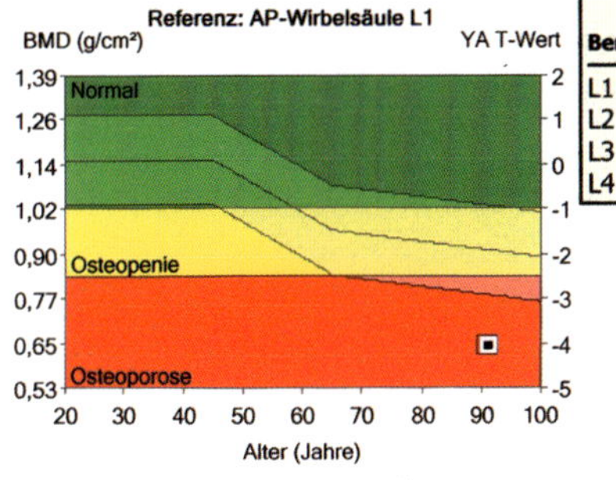

Bereich	**BMD (g/cm²)**	**Junge Erw. (%)**	**T-Wert**	**Altersvergl. (%)**	**Z-Wert**
L1	0,640	57	-4,1	71	-2,2
L2	0,739	61	-3,9	76	-2,0
L3	0,821	68	-3,2	85	-1,2
L4	0,980	81	-1,9	101	0,1

Übereinstimmung nach Alter, Gewicht (Frauen 25-100 kg), Ethnische
Deutschland (ages 20-40) AP-Wirbelsäule Reference Population (v101)
Laut Statistik sind 68% der Folge-Scans im Bereich von 1SA (± 0,030 g/cm² für AP-Wirbelsäule L1)

Bild nicht für Diagnosezwecke

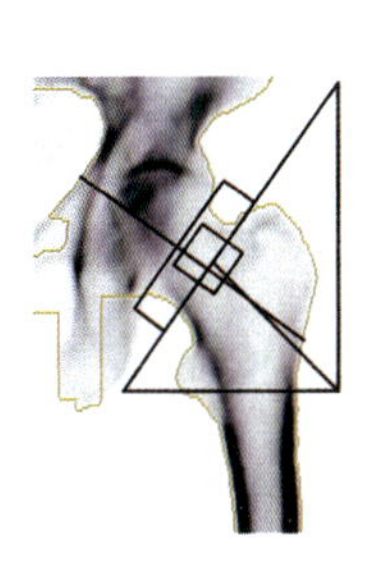

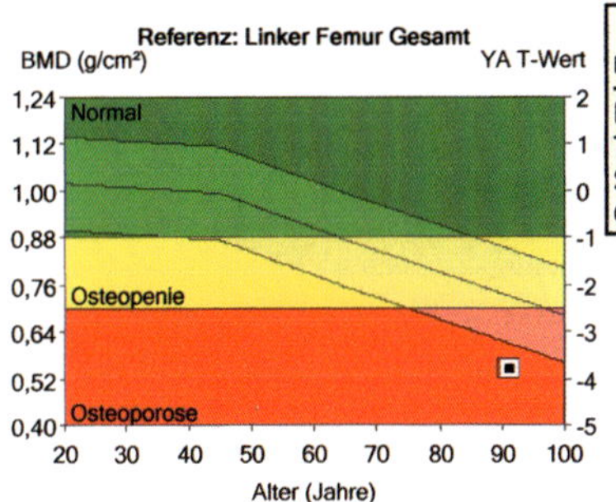

Bereich	**BMD (g/cm²)**	**Junge Erw. (%)**	**T-Wert**	**Altersvergl. (%)**	**Z-Wert**
Hals	0,477	49	-4,2	67	-2,0
Troch	0,427	54	-3,3	70	-1,7
Schaft	0,661	-	-	-	-
Gesamt	0,543	54	-3,8	74	-1,6

Übereinstimmung nach Alter, Gewicht (Frauen 25-100 kg), Ethnische
Deutschland (ages 20-40) Femur Reference Population (v101)
Laut Statistik sind 68% der Folge-Scans im Bereich von 1SA (± 0,012 g/cm² für Linker Femur Gesamt)

Bild nicht für Diagnosezwecke

Diagnostik-Ausdruck einer DXA-Messung

Die bei der Entstehung neuen Knochens anfallenden Abbauprodukte, die ins Blut abgegeben werden, bezeichnet man als **Knochenmarker.** Sie werden im Blut gemessen und beurteilen die Dynamik des Knochenabbaus (»turnover«). Bei einer **Laboruntersuchung** wird geklärt, ob der Knochenabbau eventuell andere Krankheiten als Ursache hat. Man spricht dann von einer »sekundären Osteoporose«.

Knochenbiopsie: Die Untersuchung des Knochengewebes ist nur ganz selten zum Ausschluss einer bösartigen Krankheit oder einer seltenen Knochenkrankheit nötig.

IM GESPRÄCH: DXA-MESSUNG – DIE WICHTIGSTE UNTERSUCHUNG

MITTERMAIER: Herr Prof. Bartl, wann sollte man sich die Knochendichte messen lassen?

PROF. BARTL: Das hängt davon ab, ob Sie erhöhte Risikofaktoren haben. Wenn es in Ihrer Familie Fälle von Osteoporose gibt, sollten Sie in jedem Fall schon im Alter von 40 bis 45 Jahren eine DXA-Messung vornehmen lassen. Auch wenn Sie Raucher sind, sich kalziumarm ernähren oder sich generell wenig bewegen, besteht ein erhöhtes Osteoporose-Risiko, was überprüft werden sollte. Aber natürlich sollten Sie auch während einer Osteoporosebehandlung in regelmäßigen Abständen Ihre Knochendichte messen lassen, um den Therapieverlauf zu kontrollieren.

MITTERMAIER: Was können wir uns unter einer DXA-Messung vorstellen und wie läuft sie ab?

PROF. BARTL: Die DXA-Messung (Dual Energy X-Ray Absorptiometry) ist die von der Weltgesundheitsorganisation empfohlene Methode, bei der zwei unterschiedlich energiereiche Röntgenstrahlen durch das Knochengewebe an der Lendenwirbelsäule und am Oberschenkelhals geschickt werden. Je poröser der Knochen ist, um so mehr Strahlung dringt durch den Knochen. Mithilfe des Computers kann dann der Mineraliengehalt des Knochens errechnet werden. Das Messergebnis richtet sich nach dem so genannten T-Wert, der besagt, um wie viel der jeweilige Befund von dem Wert eines gesunden jungen Erwachsenen abweicht. Die Differenz zwischen dem T-Wert und dem Referenzwert wird als Standardabweichung (SD) bezeichnet. T-Werte von weniger als 1 SD deuten bereits auf eine krankhafte Abnahme der Knochenmasse hin, ab einem T-Wert von -2,5 SD liegt eine Osteoporose vor, die behandelt werden muss. Die ganze Untersuchung ist übrigens absolut schmerzfrei und dauert nur wenige Minuten.

MITTERMAIER: Können die Strahlen bei einer regelmäßigen DXA-Messung schädlich für mich sein?

PROF. BARTL: Die Strahlenbelastung bei der DXA-Methode ist so gering, dass sie weder Knochen noch Organe schädigen kann. Sie beträgt nur ungefähr ein Hundertstel einer normalen Röntgenaufnahme. Daher kön-

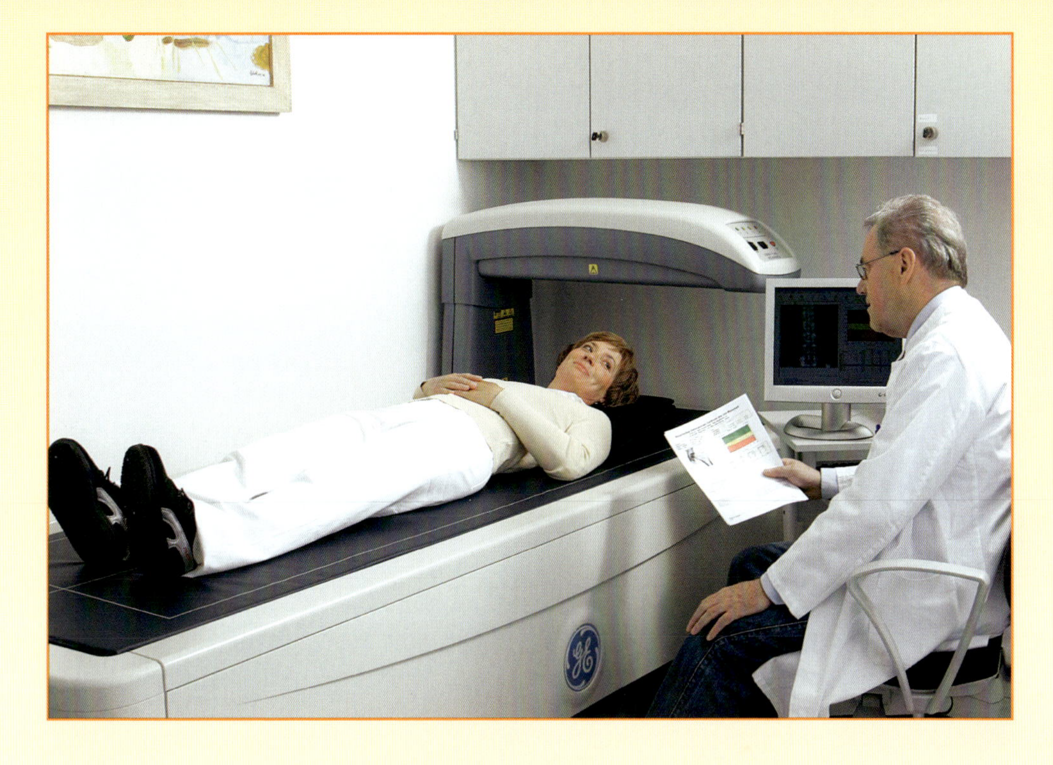

nen »Hochrisikopatienten« ohne Bedenken einmal jährlich ihre Knochendichte mittels DXA-Untersuchung messen lassen. Die DXA-Untersuchung ist übrigens derzeit die genaueste und verlässlichste, da sie an den Stellen misst, wo die Osteoporose beginnt: an der Lendenwirbelsäule und am Oberschenkel.

Die DXA-Messung ist völlig schmerzfrei und dauert nur wenige Minuten.

MITTERMAIER: Muss ich diese DXA-Messung selbst bezahlen?

PROF. BARTL: Leider übernehmen die gesetzlichen Krankenkassen die Kosten für die Knochendichtemessung erst dann, wenn Sie sich bereits etwas gebrochen haben. Die Therapie wird allerdings schon vor dem ersten Bruch erstattet, vorausgesetzt, bei Ihnen wurde eine Osteoporose diagnostiziert. Schließlich sind die Kosten für die relativ teuren Medikamente wie die hochwirksamen Bisphosphonate immer noch niedriger als teure Operations- und Behandlungskosten nach einer Oberschenkelhalsfraktur!

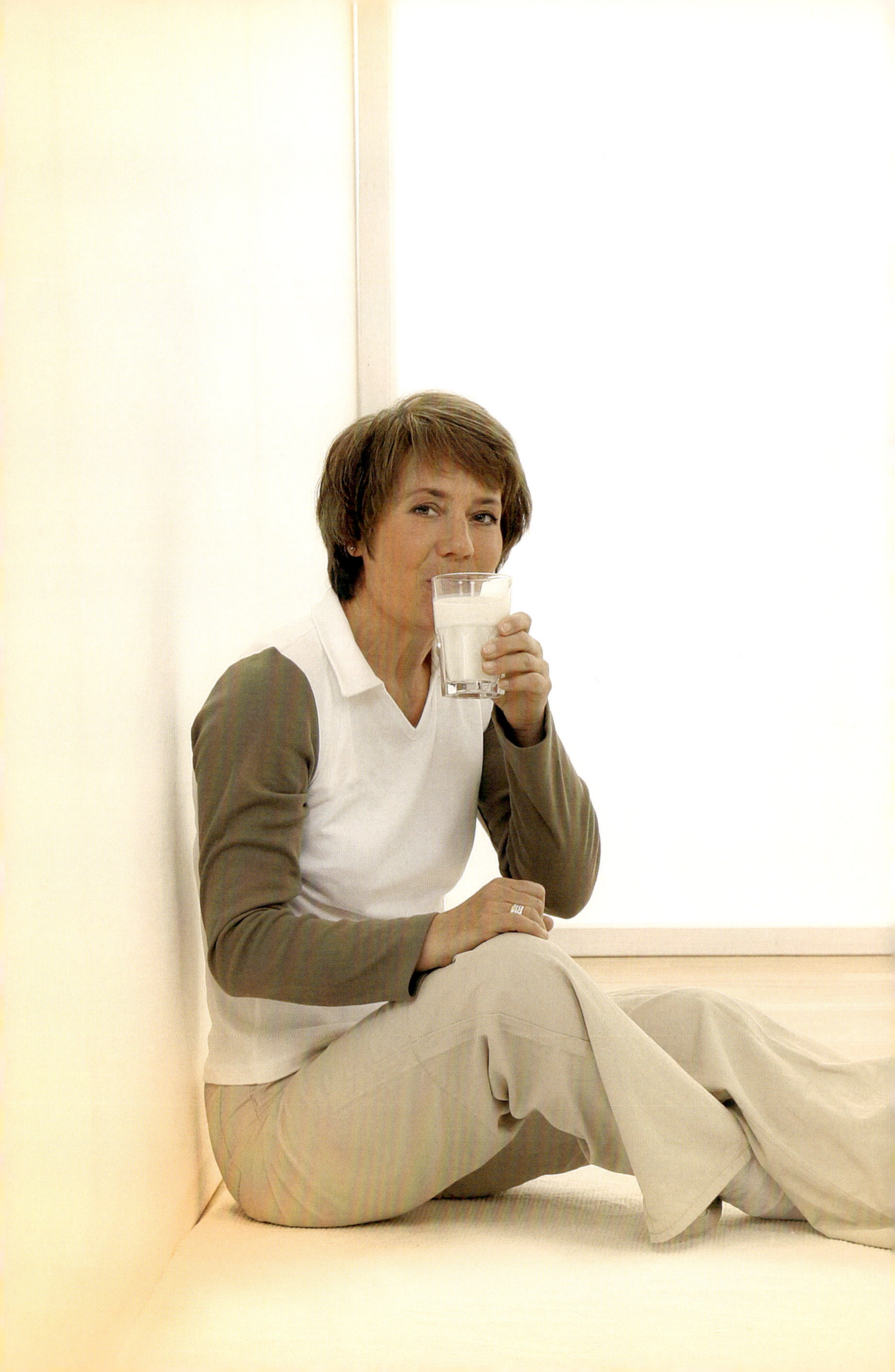

2

VORBEUGEN UND HEILEN

DURCH BEWUSSTE ERNÄHRUNG

KALZIUM, DER WICHTIGSTE KNOCHENBAUSTEIN

WAS WIR BEACHTEN MÜSSEN

Die für den Knocheneinbau verfügbare Kalziummenge hängt von drei Faktoren ab, nämlich davon,

- wie viel Kalzium in der Nahrung verfügbar ist,
- wie viel Kalzium aus dem Darm aufgenommen wird,
- wie viel Kalzium in den Nieren wiederaufgenommen wird.

Die **Kalziummenge** unseres Körpers und damit die Knochenmasse ist wie ein Kapital, dessen Bilanz von der Höhe der lebenslangen Einnahmen und Ausgaben abhängt: Die Einnahmen sind dabei die Zufuhr über die Nahrung oder Tabletten und Resorptionsquote im Darm, die Ausgaben entsprechen der Abbaurate im Knochen und Ausscheidung über Darm und Nieren. Osteoporose, also zu wenig Knochenmasse, ist das Ergebnis einer langjährigen negativen **Kalziumbilanz**, wobei das lebensnotwendige Kalzium im Blut und in den Zellen aus dem Kalziumspeicher Knochen mithilfe der Osteoklasten mobilisiert wurde.

Wenn wir in jungen Jahren einen möglichst großen Kalziumspeicher anlegen (»maximale Knochenmasse«) und in den folgenden Jahren haushalterisch damit umgehen, so werden wir keinen »Schuldenberg« anhäufen. Osteoporose ist daher wie viele andere Zivilisationskrankheiten eine **ernährungsabhängige** Erkrankung, die Sie mit entsprechender knochen- und gesundheitsbewusster Kost beeinflussen können. Dabei ist Kalzium der wichtigste Mineralstoff sowohl zur Verhütung wie auch zur Behandlung der Osteoporose. Und nur durch die Mithilfe von Vitamin D wird Kalzium optimal in den Knochen eingebaut, der zweite wichtige ernährungsabhängige Faktor. Ungefähr ein Kilogramm Kalzium ist im Skelett in Form von Hydroxylapatit gespeichert. Etwa ein Prozent des Kalziums ist frei austauschbar gelöst in den Räumen zwischen den Zellen. Kalziumpumpen sorgen dafür, dass die Konzentration des lebensnotwendigen Kalziums in den Zellen immer gleich bleibt.

Nur 25 bis 35 Prozent des in der Nahrung enthaltenen Kalziums werden vom Körper aufgenommen. Es gibt aber Situationen und bestimmte Substanzen, die die Aufnahme von Kalzium aus dem Darm erhöhen:

- Vitamin D,
- Schwangerschaft und Stillzeit (vermehrte Produktion von Vitamin D),
- Parathormon aus der Nebenschilddrüse (löst Kalzium aus dem Knochen),
- Wachstumshormon,
- Östrogen,
- Phosphatmangel.

WIE HOCH IST UNSER TÄGLICHER KALZIUMBEDARF?

Wir benötigen mindestens 1000 mg (= 1 g) Kalzium, um unseren **Tagesbedarf** abzudecken. Unterschreiten wir diesen Wert, so holt sich der Körper das lebensnotwendige Kalzium aus der »Kalziumbank« Knochen. Ein chronischer Kalziummangel muss daher zwangsweise zu einem Abbau der Kalziumreserven im Knochen und damit zum Knochenschwund führen. Leider schaffen es viele Menschen nicht, mit den heutigen Essgewohnheiten den Tagesbedarf an Kalzium zu decken. So nimmt eine postmenopausale Frau durchschnittlich nur 600 mg Kalzium täglich zu sich. 90 Prozent der Kinder und Jugendlichen erreichen nicht die empfohlene Tagesmenge, obwohl dies mit ein paar Gläsern Milch oder anderen kalziumhaltigen Lebensmitteln durchaus zu decken wäre. Zudem wurde unverständlicherweise die Subventionierung von Milchgetränken in den Schulen gestrichen, sodass die Schüler auf »kalziumräuberische« Getränke ausweichen. Ein Ausweg ist daher eine kalziumangereicherte Ernährung oder eine spezielle Kalziumzufuhr mittels Tabletten oder Pulver.

EMPFOHLENE TÄGLICHE MENGEN VON KALZIUM

Altersgruppen	mg/Tag
Säuglinge	
0 – 6 Monate	210
6 – 12 Monate	270
Kinder	
1 – 3 Jahre	500
4 – 8 Jahre	800
9 – 18 Jahre	1500
Erwachsene	
19 – 50 Jahre	1200
51 Jahre und älter	1500
Schwangere und Stillende	1500

SO BEUGEN SIE VON KINDESBEINEN AN VOR!

Die Osteoporose befällt einen Patienten nicht über Nacht, sondern hat vielmehr eine langjährige Entstehungszeit, ja sogar häufig eine Lebensgeschichte: Sie ist ein »stiller Dieb in kleinen Schritten«:

Bereits beim **Säugling** kommt es auf eine Ernährung an, die reich an Kalzium und arm an Phosphat sein soll. Ein zu hoher Phosphatgehalt würde die Mineralisation und das Wachstum des äußerst empfindlichen kleinen Skeletts stören. Die Muttermilch hat ein für das Neugeborene optimales Kalzium-Phosphat-Verhältnis von 2:1. Die modernen Säuglingsmilchpräparate sind der Muttermilch angepasst, sodass auch das Skelett eines nicht gestillten Säuglings ausreichend mit Baustoffen versorgt wird.

Rechte Seite: Auch Wasser kann ein wertvoller Kalziumlieferant sein.

Die Prävention der Osteoporose setzt sich in der **Kindheit** fort mit dem Wachstum des Skelettes. Kalziumreiche Kost liefert das Baumaterial, um bis

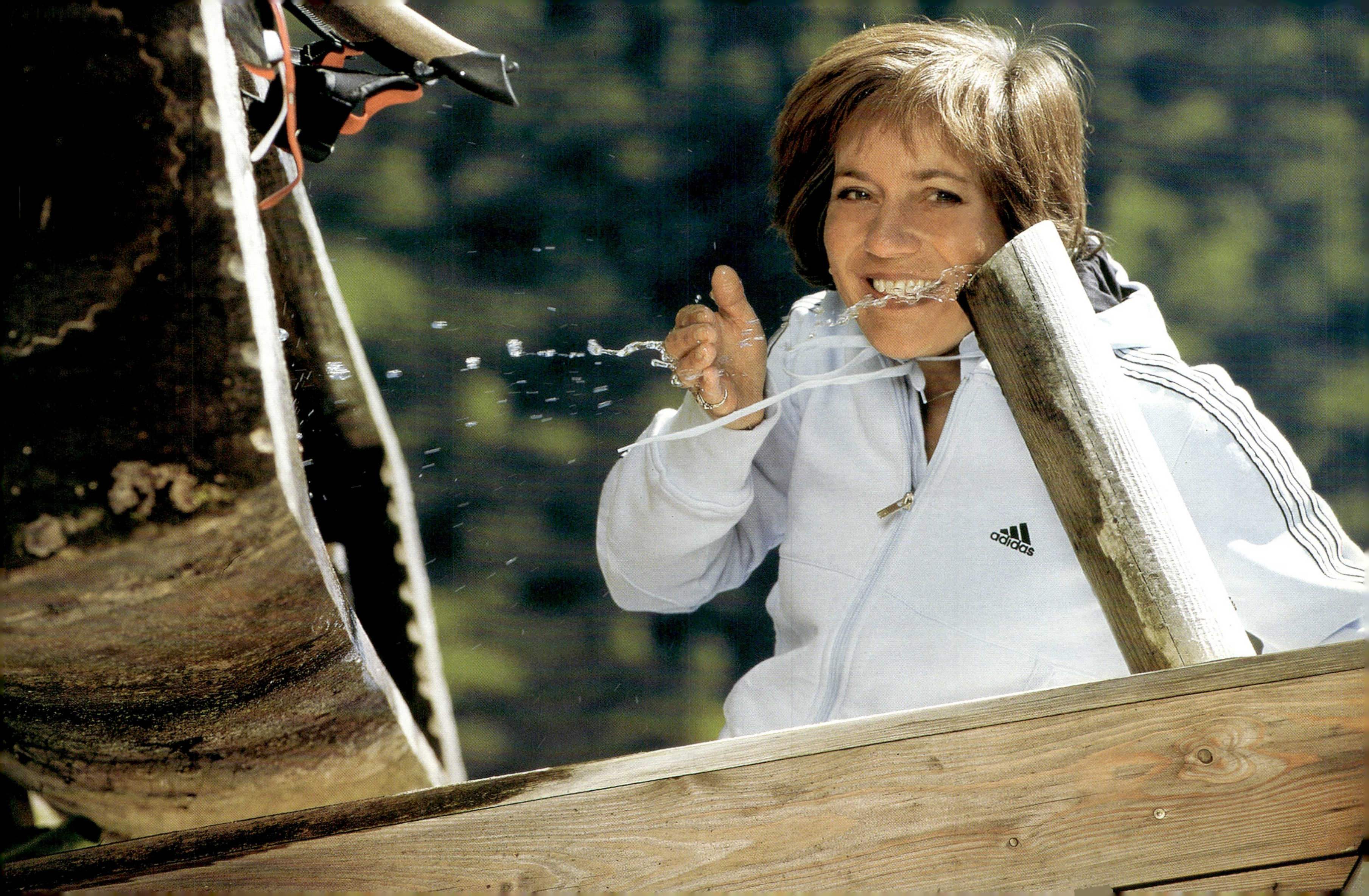
adidas

zum 25. Lebensjahr das endgültige, ausgereifte Erwachsenenskelett mit der maximale Knochendichte zu vollenden. Kinder und Jugendliche brauchen bis zu viermal mehr Kalzium pro Körpergewicht als Erwachsene! Je nach Alter sollen 500 bis 1500 mg Kalzium pro Tag zugeführt werden. Ungefähr 50 Prozent der Kalziumzufuhr in diesem Altersabschnitt stammen aus der Milch.
Auch bei gewichtsbewussten **Teenagern** wird dieses Ziel mit kalziumreicher, fettarmer Kost wie fettarmer Milch, fettarmem Käse, Jogurt, kalziumangereicherten Säften und Brotarten durchaus erreicht. Je stabiler unser Knochen im Teenageralter angelegt wird, desto länger profitieren wir davon im Alter.
Die Knochenmasse, die wir als **junger Erwachsener** aufbauen, ist das Kapital, von dem wir in den vielen folgenden Jahrzehnten zehren werden. So gesehen ist eine hohe Knochenmasse die beste Altersvorsorge für ein späteres mobiles Leben. Eltern und Schule haben daher die Pflicht, unsere Kinder ernährungsbewusst zu erziehen.

ERNÄHREN SIE SICH KALZIUMREICH – AUCH UND VOR ALLEM IM ALTER!

Auch nach der **Menopause und im höheren Alter** ist es noch nicht zu spät, mit einer knochenbewussten Ernährung zu beginnen, obwohl gerade in der Übergangszeit mit dem Abfall des Östrogenspiegels ein dramatischer Knochenschwund mit Frakturen auftreten kann. Studien haben gezeigt, dass 80 Prozent aller postmenopausalen Frauen mit durchschnittlich 600 mg pro Tag deutlich zu wenig Kalzium über die Nahrung zuführen. 1500 mg Kalzium sollten täglich in dieser Phase erhöhten Knochenabbaus angestrebt werden. Achten Sie daher beim Einkauf Ihrer Lebensmittel auf gute Kalziumlieferanten!

WELCHE LEBENSMITTEL ENTHALTEN VIEL KALZIUM?

Eine wichtige Kalziumquelle sind vor allem **Milch und Milchprodukte**. Eine Tasse Milch liefert etwa 300 mg Kalzium, ein Liter Milch deckt den täglichen Kalziumbedarf. Besonders kalziumreich sind fettarme Trinkmilch und Hartkäse. Der Fettgehalt oder Ultrahocherhitzen haben zwar Auswirkung auf den Vitamingehalt, nicht jedoch auf das Kalziumangebot. Die Laktose in der Milch sorgt zusätzlich für eine bessere Resorption des Kalziums im Darm. Kalzium aus gesäuerten Milchprodukten (z.B. Jogurt, Dickmilch, Kefir) und Käse wird besser aufgenommen als aus Trinkmilch. In Studien konnte nachgewiesen werden, dass ein hoher Milchkonsum in der Kindheit sich positiv auf die Knochendichte postmenopausaler Frauen auswirkt.

Allerdings vertragen ungefähr 5 bis 10 Prozent der Bevölkerung keine Kuhmilch. Grund dafür ist, dass bei ihnen der in Milchprodukten enthaltene Milchzucker (Laktose) wegen eines Enzymmangels nicht aufgespalten werden kann. Neben dieser **Milchzuckerunverträglichkeit** ist die **Milcheiweißallergie** viel seltener. Diese Personen können jedoch auch problemlos auf andere Kalziumquellen umsteigen.

Eine zusätzliche Kalziumquelle sind frisches **grünes Gemüse, Obst** und **Getreideprodukte.** Ein **Mineralwasser** mit hohem Kalziumgehalt (200 bis 600 mg pro Liter) trägt ebenfalls zu einer positiven Kalziumbilanz bei. Die Kalziumwerte können im Wasser sehr unterschiedlich sein und reichen von 10 bis 650 mg pro Liter. Vor allem bei Patienten mit Milchallergie bieten sich **Fruchtsäfte** an, die mit Kalzium angereichert wurden. Die Fruchtsäure in den Säften steigert die Kalziumaufnahme zusätzlich auf bis zu 40 Prozent, gegenüber 30 Prozent bei Milchprodukten. Der Zusatz von Vitamin D

DIE BESTEN KALZIUMQUELLEN (DURCHSCHNITTSWERTE)

Nahrungsmittel	Kalzium mg/100g
Milchprodukte	
• Käse	600–1000
• Jogurt	134
• entrahmte Milch	124
• Eiscreme	120
• Buttermilch	120
• Vollmilch	111
Weitere Top-Kalziumlieferanten	
• Sesamsamen	783
• Rhabarber, gekocht	300
• Ölsardinen	300
• Hagebutten	257
• Mandeln	250
• Haselnüsse	225
• Grünkohl, gekocht	200
• Sojabohnen	200
• Lachs	200
• Feigen, getrocknet	190
• Spinat, gekocht	160
• Brokkoli, gekocht	130
• Fenchel	110
• Petersilie	100
• Bohnen	65
Getränke	
• Orangensaft, angereichert	300
• Mineralwasser	2–60

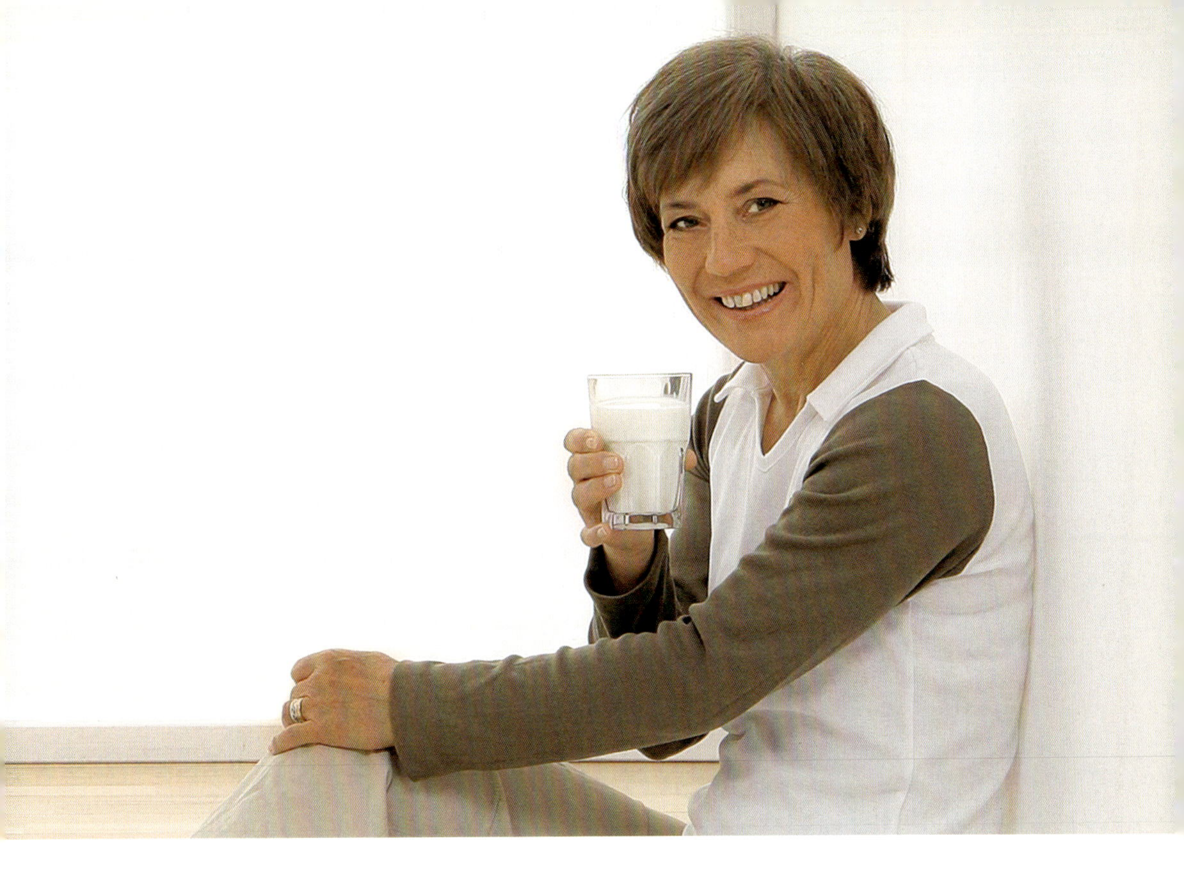

erhöht nochmals die Aufnahme von Kalzium über den Darm. Nüsse, Oliven, Kräuter, Trockenobst und Samen sind weitere typische Kalziumlieferanten. Bitte beachten Sie: »**Knochenräuber**« wie Oxalsäure in bestimmten Gemüsesorten (Rhabarber, Spinat, Gurken, Kakao, schwarzer Tee), Phytin im Getreide, Koffein sowie ein hoher Anteil von Zucker, Salz, Phosphat, Fett und Eiweiß können die Resorption von Kalzium dramatisch behindern. Phosphat hemmt die Kalziumaufnahme im Darm. Für die Zusammensetzung der Nahrung wird ein Verhältnis von 1:1 angestrebt. Fastfood, Fertiggerichte, Softdrinks, Fleisch und Wurstwaren haben einen besonders hohen Anteil von Phosphat und hemmen daher die Kalziumaufnahme. Bei der Verdauung von tierischem Eiweiß verbraucht der Körper Kalzium, um die anfallende Säure zu neutralisieren und abzubauen. Je mehr Fleisch oder Wurstwaren Sie also zu sich nehmen, desto mehr Kalzium wird verbraucht, über die Nieren ausgeschieden und damit dem Knochen entzogen.

Mit einem großen Glas Milch decken Sie die Hälfte Ihres täglichen Kalziumbedarfs.

EINFLUSS VON NAHRUNGSMITTELN AUF DEN KALZIUMSTOFFWECHSEL

Nahrungsmittel	Gesteigerte Kalzium-ausscheidung im Urin	Verminderte Kalziumaufnahme
zu viel Eiweiß	X	
zu viel Salz	X	
zu viel Phosphat	X	
zu viel Zucker	X	
zu wenig Vitamin D		X
Oxalate (Spinat, Rhabarber)		X
Phytate (Weizen, Hülsenfrüchte)		X
zu viel Eisen		X
zu viel Kaffee (> 4 Tassen tgl.)	X	X

WANN IST EINE ZUSÄTZLICHE KALZIUMZUFUHR ANGEBRACHT?

Strenge Vegetarier verzichten nicht nur auf Fleisch und Fisch, sondern meist auch auf Milch und Eier. Eine ausreichende Kalziumversorgung nur mit rein pflanzlichen Produkten ist aber sehr schwierig zu erreichen. Zudem binden pflanzliche Inhaltsstoffe, wie Oxalate oder Phytate, Kalzium und können es für den Körper wertlos machen. Für Kinder sowie während der Schwangerschaft und Stillzeit ist die vegetarische Kost nicht ausreichend, in diesem Fall empfiehlt sich eine zusätzliche Kalziumeinnahme.

Eine zusätzliche Zufuhr von Kalzium ist sinnvoll, um

- die maximale Knochendichte in der Kindheit und Jugend zu erhöhen,
- den genetisch festgelegten Knochenschwund im Erwachsenenalter zu minimieren.

Kalzium kann dem Organismus in zwei verschiedenen Formen von Präparaten zugeführt werden:

- aus Naturprodukten gewonnenes Kalzium (z.B. Knochenmehl, Muschelschalen, Eierschalen, Kalkgestein),
- chemisch-industriell erzeugte Kalziumverbindungen (z.B. Karbonat, Zitrat, Glukonat, Laktat).

Kalzium als **Naturprodukt** wird zwar preiswert und in relativ kleinen Tabletten angeboten, es hat aber wichtige Nachteile: In dieser Form ist Kalzium schlecht resorbierbar und unterschiedlich stark mit Blei verunreinigt. **Chemisch hergestelltes** Kalziumkarbonat ist dagegen rein, ebenfalls preiswert herzustellen und bietet sich vor allem als Kautablette in Kombination mit Vitamin D an. Die Einnahme sollten Sie über den Tag verteilen, in Verbindung mit den Mahlzeiten. Magensäure verbessert die Löslichkeit und die Resorbierbarkeit von Kalziumkarbonat. Eine gute Resorption wird mit Kalziumzitrat erzielt, da diese Verbindung keine Magensäure benötigt. Zudem schützt sie gegen die Bildung von Nierensteinen und beeinträchtigt nicht die Eisenresorption. Ein Nachteil ist das größere Volumen der Zitrat-Tabletten.

KALZIUMGEHALT IN GEBRÄUCHLICHEN KALZIUMPRÄPARATEN

Kalziumsalz	Kalzium	Prozent Kalzium/ 1000 mg Kalziumsalz
Kalziumkarbonat	400 mg	40,0 %
Kalziumphosphat	388 mg	38,8 %
Kalziumlaktat	184 mg	18,4 %
Kalziumglukonat	93 mg	9,3 %
Kalziumzitrat	241 mg	24,1 %

BITTE BEACHTEN SIE:

Bei Kalzium kann es zu Wechselwirkungen mit folgenden Medikamenten kommen: Antibiotika (Tetrazykline), Antiepileptika, Schilddrüsenhormone, Kortisonpräparate und Bisphophonate. Daher dürfen Sie eine Kalziumtablette nur mit einem zeitlichen Abstand von mindestens zwei Stunden zu diesen Medikamenten einnehmen. Erkundigen Sie sich bei Ihrem Arzt, ob bei dem verordneten Medikament eine Wechselwirkung mit Kalzium besteht.

Folgende Tipps können Ihnen helfen, Kalziumtabletten optimal auszunutzen:

- Die Einzelmenge sollte 500 mg Kalzium nicht überschreiten. Verteilen Sie die Tagesmenge auf mehrere Einzeldosen.
- Die Kalziumgabe sollte mit dem Essen eingenommen werden. Magensäure, Milchzucker (Laktose), Milchsäure, Vitamin C sowie nur geringe Fett- und Proteinmengen fördern die Resorption.
- Vermeiden Sie die gleichzeitige Einnahme von ballaststoffreichen Nährstoffen, da diese die Kalziumaufnahme hemmen.
- Nehmen Sie kein Kalzium gemeinsam mit Eisen ein. Diese beiden Substanzen gehen unlösliche Verbindung ein und gehen dem Körper verloren.
- Sorgen Sie für eine ausreichende Versorgung mit Vitamin D. Dieses Vitamin ermöglicht erst die Aufnahme von Kalzium in ausreichenden Mengen.

Kalziumzufuhr allein kann schon den Knochenschwund stoppen, ja sogar reduzieren. Die mit der Kalziumeinnahme verbundene leichte Zunahme des Kalziumspiegels im Blut führt zu einer verminderten Ausschüttung von Parathormon (siehe Seite 35) und damit zu einem verminderten Knochenabbau. Dabei profitiert vor allem der kompakte Knochen, also der Oberschenkel und der Unterarm, weniger der spongiöse Knochen, also die Wirbelsäule. Von einer regelmäßigen Kalziumzufuhr profitieren in Hinsicht auf einen Frakturschutz vor allem drei Personengruppen:

- Jugendliche, zum Erreichen einer maximalen Knochendichte,
- Frauen während und nach den Wechseljahren, um den erhöhten Knochenabbau durch Östrogenmangel zu reduzieren,
- ältere Personen, vor allem Altersheimbewohner, wegen der geringeren Kalzium- und Vitamin-D-Zufuhr und -resorption.

BESTEHT DIE GEFAHR DER KALZIUMÜBERDOSIERUNG?

Auch bei Kalzium gilt, dass mehr nicht immer besser sein muss. Alles in allem (Ernährung plus Tabletten) sollten Sie täglich nicht mehr als 2000 mg Kalzium zu sich nehmen. Um diese Menge über die Nahrung zu erreichen, müssten Sie fast zwei Liter Milch am Tag trinken. Nehmen Sie mehr Kalzium ein, so steigt vor allem das Nierensteinrisiko.
Andere wichtige Nährstoffe und Mineralien spielen für den Aufbau eines gesunden Knochens eine Rolle, vor allem für das Zusammenspiel mit dem Hauptbaustein Kalzium und für die Produktion eines qualitativ hochwertigen Knochens: Magnesium, Bor, Kupfer, Mangan, Silizium, Selen, Strontium und Zink.

VITAMIN D – DER BESTE FREUND DES KALZIUMS

Vitamin D ist, anders, als der Name vermuten lässt, ein Hormon und erfüllt als solches wichtige Funktionen in der Resorption des Kalziums und im Einbau des Kalziums in die Knochenmatrix. Es wird im Körper selbst erzeugt. Um die notwendige Menge des Vitamin-D-Hormons zu produzieren, ist ein tägliches Sonnenbad von 15 Minuten nötig. Der Körper benötigt das Sonnenlicht (UVB-Strahlen), um in der Haut bestimmte chemische

Vorstufen (Cholesterin) in verwertbares Vitamin D (Cholecalciferol, Vitamin D3) umzuwandeln. Diese Substanz muss in der Leber und in den Nieren weiter in die aktive Form umgewandelt (metabolisiert) werden.

WAS BEWIRKT VITAMIN D?

Das **aktive Vitamin D** wirkt im Körper wie ein Hormon und hat eine Vielzahl von Funktionen:

- Es erhöht die Aufnahme von Kalzium aus dem Darm,
- es fördert die Mineralisation des neu gebildeten Knochens,
- es unterdrückt das Parathormon und hemmt damit indirekt die Knochenresorption,
- es reguliert die Osteoblastenfunktion und damit den Knochenanbau,
- es beeinflusst das Immunsystem und hat damit einen hemmenden Einfluss auf Entzündungen (z. B. Arthritis),
- es verbessert die Muskelkraft (bis zu 24 Prozent Zuwachs an Muskelmasse).

WARUM WIR HEUTZUTAGE OFT AN EINEM VITAMIN-D-MANGEL LEIDEN

Die heutigen **Lebensverhältnisse**, die Verwendung von Sonnenschutzcremes sowie die Angst vor Hautkrebs schließen die Eigenversorgung mit Vitamin D oft aus und führen zu Vitamin-D-Mangel.

Weiterhin gibt es jahreszeitliche und geografische Schwankungen: Im Winter liegen die Konzentrationen von Vitamin D in unserem Blut bei etwa einem Drittel der normalen Bevölkerung unter der Normgrenze, was zu einem Abfall des Kalziumspiegels im Blut führen kann, dadurch wiederum ein höheres Frakturrisiko zur Folge haben kann. Frauen mit Osteoporose sind in Deutschland mit 67 Prozent besonders davon betroffen. Hinzu kommt, dass im Alter die Umsetzung des Sonnenlichts in Vitamin D gegenüber der Situation in der Jugend um mehr als die Hälfte nachlässt. Vor allem in Altersheimen haben daher bis zu 97 Prozent der Bewohner Vitamin-D-Mangel. In diesem Zusammenhang muss Deutschland heute als »Vitamin-D-Mangel-Land« eingestuft werden. Betroffen sind dabei nicht mehr nur ältere oder immobile Menschen, sondern inzwischen auch verstärkt Personen mittleren Alters.

WELCHE SITUATIONEN UND FAKTOREN KÖNNEN ZU EINEM VITAMIN-D-MANGEL FÜHREN?

- Alter über 60 Jahre (verminderte Kalziumaufnahme im Darm und verminderte Vitamin-D-Produktion in der Haut),
- vegetarische Ernährung,
- ausgeprägte Hautpigmentierung,
- geringe Sonnenexposition,
- Immobilität und Muskellähmungen,
- Leber-, Magen-, Darm- oder Nierenkrankheiten,
- Fettresorptionsstörungen,
- entzündliche Darmerkrankungen,
- Patienten mit Magenoperationen.

Schwerer Vitamin-D-Mangel führt zu einem erniedrigten Kalziumspiegel im Blut und zu einer Mineralisationsstörung der Knochenmatrix (Rachitis bei Kindern und Osteomalazie, Knochenerweichung, bei Erwachsenen). Die wichtigsten **Symptome** sind Knochenschmerz, Knochenverbiegung und Knochenbrüche.

Wie die Grafik zeigt, lässt die Vitamin-D-Produktion in der Haut mit zunehmendem Alter sehr stark nach.

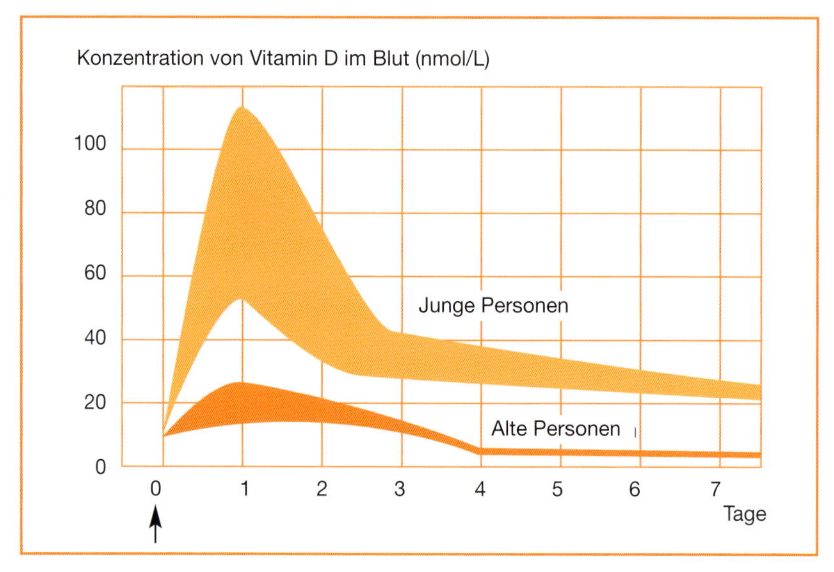

Häufig wird die **Osteomalazie** wegen des verminderten Kalziumgehaltes in der Knochendichtemessung als Osteoporose fehldiagnostiziert und damit falsch behandelt. Leichte Formen des Mangels, die noch nicht zu einer messbaren Mineralisationsstörung führen, werden als Risikofaktor für die senile Osteoporose und für Oberschenkelhalsfrakturen angesehen.

WELCHE LEBENSMITTEL ENTHALTEN VITAMIN D?

Vitamin D wird dem Körper lediglich zu zehn Prozent aus der Nahrung zugeführt und ist nur in wenigen Nahrungsmitteln vorhanden (Seefisch, Eigelb, Lebertran). Es wird als **fettlösliches Vitamin** im Fettgewebe und im Muskel gespeichert. Patienten mit Resorptionsstörungen von Fett (Malabsorption) können daher praktisch kein Vitamin D über die Nahrung aufnehmen. Da der Einbau von Kalzium in den Knochen aber wesentlich von Vitamin D abhängt, ist es nur logisch, Vitamin D gemeinsam mit Kalzium zuzuführen. Die **zusätzliche Einnahme** von Vitamin D verbessert den Knochenaufbau durch bessere Aufnahme von Kalzium und Phosphat aus dem Darm und durch bessere Reifung und Mineralisation der Knochengrundsubstanz. 400 bis 800 internationale Einheiten (IE) Vitamin D benötigen wir täglich für den Aufbau gesunder Knochen (physiologische Dosis). Bei Risikopatienten und bei Patienten, die Kortisonpräparate einnehmen müssen, empfiehlt sich eine höhere Dosierung (1000 IE bis maximal 2000 IE). Vitamin D kann oral (täglich, wöchentlich oder monatlich) oder intramuskulär (halbjährlich) zugeführt werden.

Aktive Vitamin-D-Metaboliten (d.h. Zwischenprodukte) wie z.B. *Alphacalcidol* oder *Calcitriol* dürfen wegen möglicher Komplikationen (Nierensteine, erhöhter Kalziumspiegel im Blut) nur vom Arzt verordnet und müssen streng kontrolliert werden. Sie werden eingesetzt bei Patienten mit angeborenen oder erworbenen Resistenzen gegenüber der Vitamin-D-Hormon-Wirkung, mit Leber- oder Nierenerkrankungen und nach Organtransplantationen.

WEITERE WICHTIGE VITAMINE FÜR GESUNDE KNOCHEN

Andere Vitamine sind ebenso für gesunde Knochen wichtig und müssen bei Mangelzuständen zugeführt werden:

- **Vitamin C** wird für die Reifung des Kollagens benötigt, stimuliert die knochenaufbauenden Zellen und begünstigt die Kalziumresorption. 60 mg Vitamin C ist die geringste tägliche Menge, idealerweise sollten Sie 1000 mg zuführen.
- **Vitamin A** ist ein fettlösliches Vitamin und beeinflusst die Entwicklung der Knochenzellen. 5000 IE Vitamin A werden täglich empfohlen.

- **Vitamin K** ist uns in seiner Bedeutung bei der Blutgerinnung bekannt, es spielt jedoch auch eine wesentliche Rolle im Aufbau des Osteokalzins, einem Baustein der Knochengrundsubstanz. Vitamin K vermittelt das Anheften des Kalziums an die Knochenmatrix. Es wird normalerweise von Bakterien im Darm produziert. Sollten Sie Antibiotika nehmen, so werden dadurch diese nützlichen Bakterien zerstört, und es wird vermindert Vitamin K aufgenommen. Auch bei der Frakturheilung ist Vitamin K nötig und sollte daher in einer Menge von rund 200 mg täglich zugeführt werden.
- **Vitamin B12** und **Folsäure** brauchen wir nicht nur für die Blutbildung, sondern auch für gesunde Knochen.

KALZIUM UND VITAMIN D – EINE ERFOLGREICHE PARTNERSCHAFT!

Niedrige Kalziumaufnahme in Verbindung mit Vitamin-D-Mangel führt über Jahre unweigerlich zu schwerem Knochenschwund. Der **Knochenabbau** vollzieht sich in mehreren Schritten:

- Kalzium- und Vitamin-D-Mangel,
- verminderte Kalziumaufnahme im Darm,
- niedriger Kalziumspiegel im Blut,
- Erhöhung des Parathormonspiegels im Blut,
- Kalziumentnahme aus dem Knochenspeicher über Aktivierung der Osteoklasten,
- Kalziumverarmung im Knochen und Abbau des Knochengewebes,
- die Folge ist Osteopenie (erniedrigte Knochenmasse) bis hin zur Krankheit Osteoporose.

WAS BEWIRKT DIE ZUFUHR VON KALZIUM UND VITAMIN D?

Die kombinierte Gabe von Kalzium und Vitamin D verbessert die Knochenmasse und den Knochenschutz dramatisch. Der Knochenschwund wird nicht nur gestoppt, auch **neue Knochenmasse** wird wieder aufgebaut. Vor allem im hohen Lebensalter (Altersheimen) ist die fraktursenkende Wirkung von Kalzium und Vitamin D in Studien gut belegt. Der Hauptgrund für die günstige Wirkung liegt wohl in der **besseren Mineralisation** und in einer **verminderten Kalziumentnahme** aus dem Kalziumspeicher Knochen. Eine Studie mit Kalzium- und Vitamin-D-Zufuhr zeigte, dass innerhalb eines Jahres die Knochendichte in den Wirbelkörpern um ein Prozent zunahm und die Wirbelbrüche deutlich abnahmen. Innerhalb von drei Jahren nahmen auch die Frakturen außerhalb der Wirbelsäule um 50 Prozent ab. Untersuchungen in den USA haben gezeigt, dass gerade ältere Menschen in der Regel weniger als 400 mg Kalzium täglich zu sich nehmen. Wir wissen von Studien, dass durch die Kombination von Vitamin D und Kalzium die Körperschwankung und damit die Sturzhäufigkeit bzw. das Risiko für Knochenbrüche vermindert werden kann.

WIE SIEHT DIE DOSIERUNG AUS?

Die Kombination von Kalzium und Vitamin D in Form von Kautabletten, Brausetabletten, Pulver und Dragees steht in Apotheken zur Verfügung. Die von uns **empfohlenen Tagesmengen** betragen 800 bis 1200 mg Kalzium und 800 bis 1000 internationale Einheiten (IE) Vitamin D. Heranwachsende, Frauen ab 50 Jahren ohne Hormonersatz, Frauen und Männer über 65 Jahren sowie Schwangere und stillende Mütter haben einen erhöhten Tagesbedarf von ca. 1500 mg Kalzium. In der Regel wird das Kalzium in

Form von **Kalziumkarbonat** angeboten. Diese Darreichungsform enthält am meisten Kalzium und ist das gängigste und preiswerteste Präparat. **Kalziumzitrat** wird auch bei geringer Magensäure gut aufgenommen, allerdings enthalten die Tabletten weniger Kalzium, das heißt, man muss mehr Tabletten einnehmen. Vergewissern Sie sich immer, wie viel »elementares« Kalzium und wie viele internationale Einheiten (IE) Vitamin D in der jeweiligen Tablette enthalten sind. Der Körper nimmt etwa ein Viertel – manchmal bis zu 40 Prozent – des Kalziums aus Präparaten auf.

GIBT ES NEBENWIRKUNGEN BEI DIESER DOSIERUNG?

Im Allgemeinen können täglich sogar bis zu 2000 mg Kalzium problemlos eingenommen werden. Nur bei **bestimmten Krankheiten** ist Vorsicht geboten und der Arzt zu konsultieren: verschiedene Krebskrankheiten, Erkrankungen der Epithelkörperchen, erhöhter Kalziumspiegel im Blut, Nierenkrankheiten und die Sarkoidose. Wenn Sie Nierensteine haben, sollten Sie die Kalziumversorgung über die Nahrung vorziehen und auf reichliche Flüssigkeitszufuhr achten. Die Hauptursache von Nierensteinen ist aber vor allem ein hoher Konsum von Eiweiß und Oxalaten, nicht das Kalzium in den angegebenen Mengen!

Vitamin D ist fettlöslich und kann daher bei **Langzeit-Überdosierung** schädlich sein. 1000 IE Vitamin D können Sie jedoch ohne Bedenken einnehmen. Erst bei einer hoch dosierten Zufuhr von täglich mehr als 10 000 IE Vitamin D ließe sich die Stoffwechselregulation überfahren und eine vermehrte Bildung des aktiven Vitamin D erzielen. Bei der **Therapie** muss man also unterscheiden zwischen dem Ausgleich eines Vitamin-D-Mangels und der gezielten Behandlung mit hohen Dosen aktiver Vitamin-D-Metaboliten.

VITAMIN-D-VERSORGUNG BEIM BESUCH EINES SOLARIUMS

Studien über den regelmäßigen Besuch eines **Sonnenstudios** und damit verbundene positive Effekte auf die Knochendichte sind nicht bekannt. In diesem Zusammenhang ist es als problematisch anzusehen, dass in modernen Sonnenstudios meist der **UVB-Anteil** der UV-Strahlung **herausgefiltert** wird, um vorzeitiger Hautalterung und der Hautkrebsgefahr vorzubeugen. Gerade dieser Strahlenanteil wird aber zur Bildung von Vitamin D in der Haut benötigt. Der Besuch eines Sonnenstudios mag einen Menschen gesünder und vitaler aussehen lassen, für die Therapie der Osteoporose ist er aber nicht relevant. Eine Erstattung des Solariumbesuchs über die Kassen ist daher nicht möglich. Sinnvoller wäre es, wenn die Kassen die Erstattung der Kalzium- und Vitamin-D-Präparate bei Osteoporose-Patienten übernehmen würden!

DIE BESTE VORBEUGUNG

Fachleute stimmen heute überein, dass wir durch eine ausreichende Zufuhr von Kalzium und Vitamin D die Basis für jede vorbeugende und medikamentöse Therapie der Osteoporose legen. Aber auch jede Behandlung mit einem knochenaufbauenden Medikament bedarf für eine zufriedenstellende Mineralisierung des neu gebildeten Knochens einer ausreichenden Kalzium- und Vitamin-D-Zufuhr (»additive Begleittherapie«).

IM GESPRÄCH: BEI DER ERNÄHRUNG AUF KALZIUM UND VITAMIN D ACHTEN

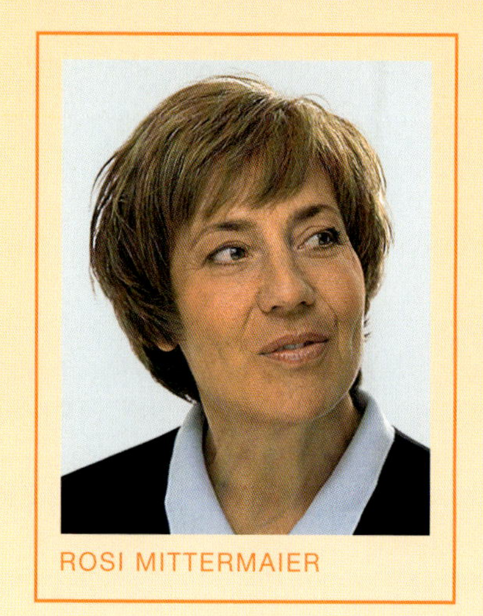
ROSI MITTERMAIER

MITTERMAIER: Wie kann ich sicher sein, dass ich genug Kalzium zu mir nehme?

PROF. BARTL: Die empfohlene Tagesaufnahme von Kalzium ist 1000 mg pro Tag für Männer und Frauen vor der Menopause, für Frauen nach der Menopause 1500 mg pro Tag. Jede Portion Milchprodukte (eine Tasse Milch, ca. 30 g Käse, ein Becher Jogurt) oder ein Glas kalziumangereichertes Mineralwasser bzw. Zitrussaft enthält ungefähr 300 mg Kalzium. Wenn man nicht genügend Kalzium durch die Ernährung zu sich nehmen kann, sollte man auf ein Kalziumergänzungsmittel zurückgreifen.

MITTERMAIER: Wie kann ich mich kalziumreich ernähren, wenn ich eine Milchunverträglichkeit habe?

PROF. BARTL: Bei Milchunverträglichkeit (Laktoseintoleranz) kann das Kalzium problemlos aus anderen Quellen bezogen werden. Empfehlenswert ist kalziumreiches Mineralwasser (mehr als 400 mg Kalzium pro Liter Wasser) oder die Zufuhr von Kalzium und Vitamin D über Brause- oder Kautabletten. Man sollte sich aber in der Apotheke absichern, dass die Tabletten keine Laktose enthalten.

MITTERMAIER: Was sind in der Nahrung die wichtigsten »Kalziumräuber«?

PROF. BARTL: Man sollte phosphat- und oxalsäurehaltige Lebensmittel meiden, da sie die Kalziumaufnahme hemmen. Hohen Phosphatgehalt haben Fleisch, Wurst und Cola. Hohen Oxalsäuregehalt haben Spinat, Rhabarber, Kakao und Schokolade.

MITTERMAIER: Woher weiß ich, ob ich genug Vitamin D zu mir nehme?

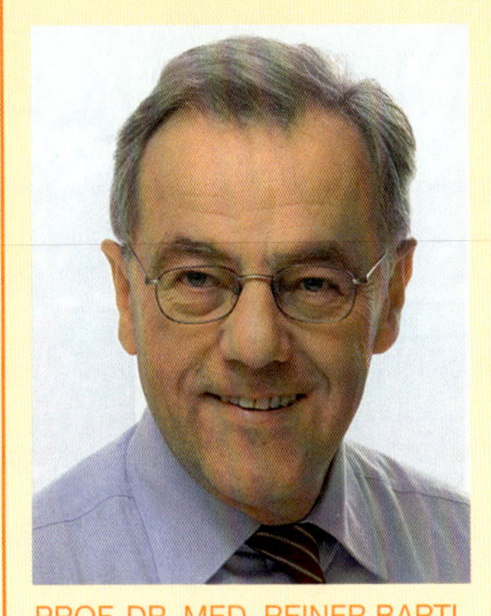
PROF. DR. MED. REINER BARTL

PROF. BARTL: Die empfohlene Tagesaufnahme von Vitamin D sind 400 bis 800 Einheiten. Die Vitamin-D-Zufuhr über die Nahrung ist in der Regel nicht ausreichend und vor allem in der Dosierung nicht steuerbar. Multivitamintabletten enthalten pro Tablette gewöhnlich 200 bis 400 Einheiten Vitamin D. Zwei Multivitamintabletten am Tag versorgen einen Menschen über 50 normalerweise mit genügend Vitamin D.

MITTERMAIER: Reicht auch ein gelegentliches Sonnenbad im Sommer aus, um den Vitamin-D-Bedarf zu decken?

PROF. BARTL: Der Aufenthalt im Freien unter der Einwirkung von UV-Strahlen bewirkt nur bei jungen Menschen eine wirkungsvolle Eigensynthese von Vitamin D in der Haut. Dazu müssten Sie sich aber täglich 15 Minuten in die Sonne legen. Im Alter ist die Fähigkeit der Haut zur Vitamin-D-Bildung deutlich herabgesetzt, sodass wir bei über 50-Jährigen das ganze Jahr über eine tägliche Zufuhr von 1000 IE Vitamin D als Tablette empfehlen.

MITTERMAIER: Es heißt, auch Alkohol sei ein »Knochenräuber«. Wie viel Alkohol darf man denn zu sich nehmen, ohne seinen Knochen Schaden zuzufügen?

PROF. BARTL: Untersuchungen ergaben, dass mehr als zwei Gläser Alkohol (Wein oder Bier) am Tag das Osteoporose-Risiko bereits erhöhen. Ihrer Gesundheit zuliebe sollten Sie diese Menge auf keinen Fall überschreiten!

MITTERMAIER: Wie viel Kaffee muss man trinken, um seinen Knochen Schaden zuzufügen?

PROF. BARTL: Mehr als zwei Tassen am Tag können das Risiko, Osteoporose zu bekommen, bereits erhöhen. Meiden Sie Zucker und trinken Sie ein Glas Milch dazu – und das Problem des Kalziumverlustes ist gelöst!

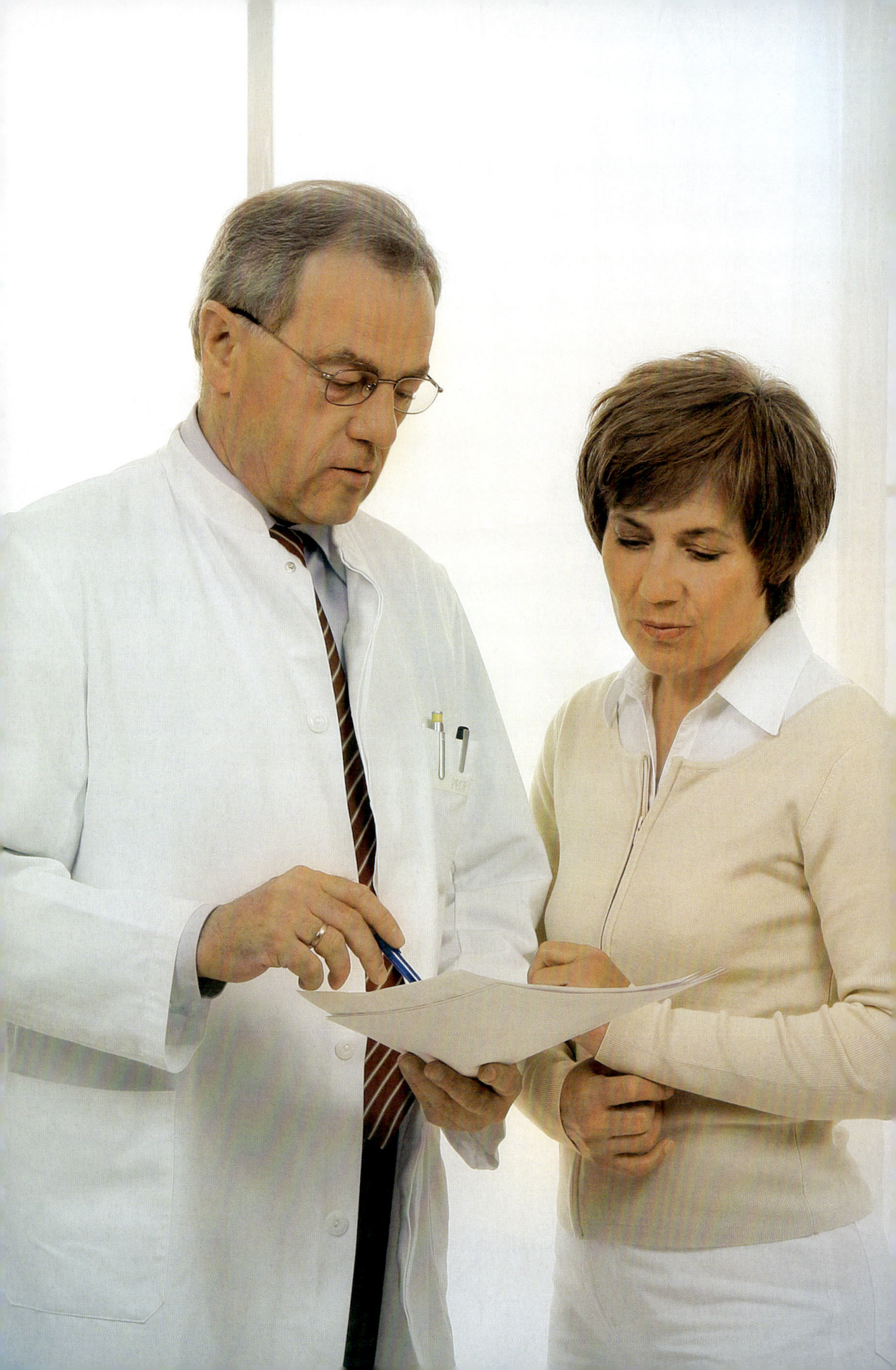

3

BEHANDLUNGSMETHODEN DER OSTEOPOROSE

HORMONERSATZTHERAPIE – MEHR RISIKEN ALS NUTZEN?

Der dramatische Knochenschwund von 25 bis 30 Prozent im Laufe der Menopause ist bei Frauen der entscheidende Grund für die Entstehung der »postmenopausalen« Osteoporose. Ursache ist der rasche Abfall des Östrogens mit Aktivierung der knochenabbauenden Zellen. Andere Ursachen für ein **Östrogendefizit** sind:

- die operative Entfernung der Eierstöcke
- zu späte Menarche oder zu frühe Menopause
- Leistungssport mit Ausfall der Menstruation (Amenorrhoe)
- Essstörungen (Anorexia nervosa) mit Reduzierung der Fettgewebsspeicher
- therapeutische Blockierung des Östrogens bei Patienten mit Brustkrebs (Tamoxifen, Aromatasehemmer)

Es gibt daher gute Argumente, nach der Menopause Östrogen zuzuführen. In der Fachmedizin wird diese Östrogenzugabe in der Regel **Hormone Replacement Therapy** (HRT) oder Hormonersatztherapie genannt. Einige Autoren verwenden den Begriff HRT nur für die Östrogen/Gestagen-Kombinationstherapie und bezeichnen die alleinige Gabe von Östrogen als »Estrogen Replacement Therapy« (ERT). Bei langfristiger Anwendung von Östrogen können Hüftfrakturen, Wirbel- und Unterarmbrüche um etwa 50 Prozent gesenkt werden. Die Entscheidung für oder gegen eine Hormonzufuhr sollten Sie immer gemeinsam mit dem Gynäkologen diskutieren und treffen. Bei Frauen unmittelbar nach der Menopause wird die zyklische Behandlung empfohlen, bei älteren Frauen, wenn also keine Regelblutung mehr gewünscht wird, die kontinuierliche Einnahme. Die HRT sollte möglichst kombiniert mit zyklischer Gabe von **Gestagen** erfolgen. Eine Östrogen/Gestagen-Kombination soll aber der alleinigen Gabe von Östrogen nicht überlegen sein. Folgende Frauen sollen zusätzlich das Hormon Progesteron erhalten:

- Frauen mit intaktem Uterus (Gebärmutter),
- Frauen mit sehr niedriger Knochendichte, wegen der knochenaufbauenden Wirkung von Progesteron.

WIE LANGE SOLLEN HORMONE EINGENOMMEN WERDEN?

Die Dauer der Östrogeneinnahme ist Ihre individuelle Entscheidung. Zur effektiven Verhütung einer Osteoporose wird mindestens ein Zeitraum von fünf bis fünfzehn Jahren empfohlen, wenn möglich lebenslang. Je länger die Therapie, desto länger der Knochenschutz. Auch mit 75 Jahren und mehr können Sie noch mit einer HRT beginnen. Die Therapie muss aber kontinuierlich erfolgen, um unerwünschte Nebenwirkungen zu vermeiden. Sobald die Ersatztherapie gestoppt wird, beginnt der Knochenabbau wieder. Der Ausgangszustand der Knochendichte wird vier Jahre nach Absetzen der HRT wieder erreicht. Theoretisch ließe sich die Zahl der Knochenbrüche mit einer konsequenten HRT halbieren. Diese Annahme gilt aber nur für die lebenslange Einnahme. Da eine Ersatztherapie aber selten länger als zehn Jahre durchgeführt wird, ist der tatsächliche Nutzen bezüglich einer Fraktursenkung bei der Mehrzahl der Frauen nur gering.

WAS SPRICHT GEGEN EINE HORMONERSATZTHERAPIE?

Häufig wird Frauen von ihrem Umfeld und gar von dem behandelnden Arzt von einer HRT abgeraten. Als Argumente werden Nebenwirkungen wie auftretende Blutungen, Gewichtszunahme, Brustschmerzen, erhöhtes Brustkrebsrisiko und Thromboseneigung angeführt.

AUFKLÄRUNG IST WICHTIG!

Besonders dringlich ist eine intensive und offene Aufklärung über den Zusammenhang mit **Brustkrebs.** Leider sind die bisherigen Studien zu diesem Thema sehr widersprüchlich. Die Interpretation der Ergebnisse wird selbst unter Experten kontrovers geführt und belegt damit nur die Komplexität dieser Fragestellung. Man nimmt einen Zusammenhang mit der Dauer der Einnahme und der Dosis des Östrogens an, schlüssige Studien dazu fehlen aber bisher. Bis zu einer Therapiedauer von fünf Jahren ist das Brustkrebsrisiko nicht erhöht und wird auch nicht von einer gleichzeitigen Gestagengabe beeinflusst. Nach einer Dauer von zehn Jahren wird aber eine Risikozunahme von fünf bis 30 Prozent angenommen. Nach Absetzen der Östrogengabe liegt allerdings kein erhöhtes Risiko mehr vor.

Eine neue große prospektive Studie (WHI, »Women's Health Initiative«), die zur Beantwortung vieler Fragen bezüglich des Östrogenersatzes geplant wurde, schloss mehr als 25 000 ältere, im Allgemeinen gesunde Frauen ein, die die Wechseljahre bereits hinter sich hatten. Die Östrogen/Gestagen-Zufuhr wurde eingestellt, als Zwischenergebnisse zeigten, dass die Hormonersatztherapie eine geringe Risikozunahme für Herzinfarkt, Schlaganfall, Lungenembolie und Brustkrebs zeigte. Das Risiko, eine Oberschenkelhalsfraktur zu erleiden oder an Dickdarmkrebs zu erkranken, nahm bei diesen Frauen zwar ab, die Nachteile insgesamt überwogen jedoch diese Vorteile. Es konnte auch klar gezeigt werden, dass die Hormontherapie die Lebensqualität bei älteren Frauen ohne Wechseljahresbeschwerden nicht verbesserte. Das gleiche negative Ergebnis zeigte sich bei kognitiven Leistungen, ebenso in Bezug auf Depressionen und die Sexualfunktionen.

Wenn Sie unter so genannten vasomotorischen Symptomen (z.B. Hitzewallungen, Schweißausbrüche) leiden, sollten Sie die Risiken der Therapie gegen den Vorteil der Symptomerleichterung abwägen. Eine Behandlung dieser Symptome ist jedoch nur wenige Jahre notwendig und damit auch vertretbar, ohne dass Sie sich um ein erhöhtes Brustkrebsrisiko Sorgen machen müssen. Eine Risikozunahme für Brustkrebs war in der WHI-Studie erst nach dem vierten Jahr der Einnahme nachweisbar.

DAS SOLLTEN SIE WISSEN:
Eine Hormonersatztherapie wird derzeit nur noch zur Behandlung von Wechseljahresbeschwerden empfohlen, dabei sollte sich die Hormonbehandlung auf wenige Jahre beschränken. Da es mittlerweile andere wirksame Medikamente gegen Osteoporose gibt (siehe Seite 64ff.), ist die Hormontherapie zur Prävention und Behandlung der Osteoporose allein heute nicht mehr nötig.

PHYTOÖSTROGENE – EINE MÖGLICHE ALTERNATIVE ZUR HORMONERSATZTHERAPIE?

Unter dem Begriff **Phytoöstrogene** versteht man natürliche Östrogene, die in bestimmten Pflanzen vorkommen. Vor allem in der Sojabohne, in bestimmten Erbsen- und Bohnenarten, Tee, Milch und Bier sind Isoflavone und Lignane gespeichert, die in Phytoöstrogene umgewandelt werden. Diese Substanzen sind zwar tausendmal schwächer als Östrogen, trotzdem haben sie einen spürbar positiven Einfluss auf die lästigen Symptome der Menopause, ohne eine tumorauslösende Wirkung zu haben. Dennoch konnte ihnen bis zum jetzigen Zeitpunkt noch keine eindeutige Wirkung in der Behandlung von Osteoporose nachgewiesen werden.

IM GESPRÄCH: HORMONERSATZTHERAPIE – HEUTE NOCH ZU EMPFEHLEN?

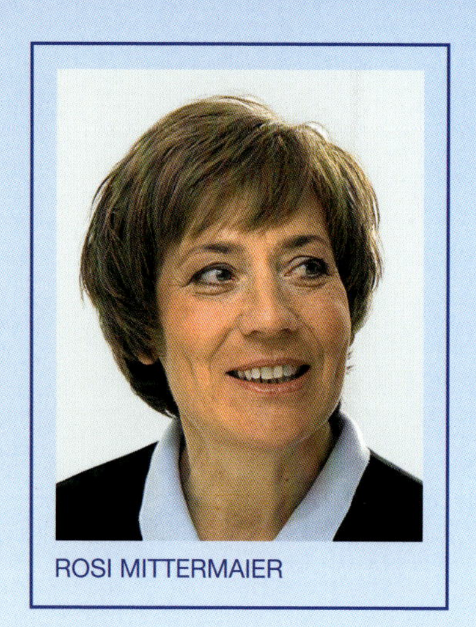
ROSI MITTERMAIER

MITTERMAIER: Muss ich mich regelmäßig untersuchen lassen, wenn ich mich einer Hormonersatztherapie unterziehe?

PROF. BARTL: Viele Ärzte führen bei Frauen, die eine Hormonersatztherapie (HRT) machen, in sechsmonatigen oder jährlichen Intervallen eine allgemeine Untersuchung durch. Es besteht keine Notwendigkeit, Mammografien zusätzlich zu der jährlichen Untersuchung machen zu lassen, die bei Frauen ab 40 normalerweise durchgeführt wird. Wenn ungewöhnliche vaginale Blutungen auftreten und nach den ersten drei Monaten der HRT andauern, sollten Sie einen Arzt aufsuchen, der der Uteruswand eine Gewebeprobe zur weiteren Untersuchung entnehmen wird.

MITTERMAIER: Wie wirksam sind Östrogene bei der Prävention und Behandlung von Osteoporose wirklich?

PROF. BARTL: Eine Östrogenersatztherapie beugt dem Knochenschwund nach der Menopause vor. Wenn die Therapie kurz vor oder kurz nach der Menopause begonnen wird, erhöht Östrogen die Knochenmasse um vier Prozent. Einen ähnlichen Effekt hat zusätzliches Östrogen bei Frauen, die bereits Osteoporose haben, selbst bei Frauen, bei denen die Menopause über 15 Jahre her ist. Aus einer Studie der Women's Health Initiative (WHI) wurde ersichtlich, dass Östrogen, kombiniert mit Progesteron, das Risiko sowohl der Wirbelsäulen- als auch der Hüftfraktur um etwa 34 Prozent reduziert.

MITTERMAIER: Welche Risiken und Nebenwirkungen habe ich bei der Einnahme von Östrogenen zu befürchten?

PROF. BARTL: Die Östrogenersatztherapie erhöht zwar das Risiko von Gebärmutterkrebs; die kombinierte Einnahme von Progesteron mit Östrogen beugt dieser Gefahr jedoch effektiv vor. Östrogene erhöhen erwiesenermaßen auf geringe Weise auch das Brustkrebsrisiko. Hinzu kommt, dass Östrogene das Risiko der Thrombosebildung in den Beinen und dem Becken erhöhen; die so entstandenen Blutgerinnsel können sich lösen und in die Lungen gelangen. Alle genannten Komplikationen treten jedoch eher bei einer relativ hohen Dosierung des Östrogens auf. In einer WHI-Studie wurde außerdem festgestellt, dass Östrogen, in Kombination mit Progesteron eingenommen, leicht das Risiko von Herzattacken erhöht.

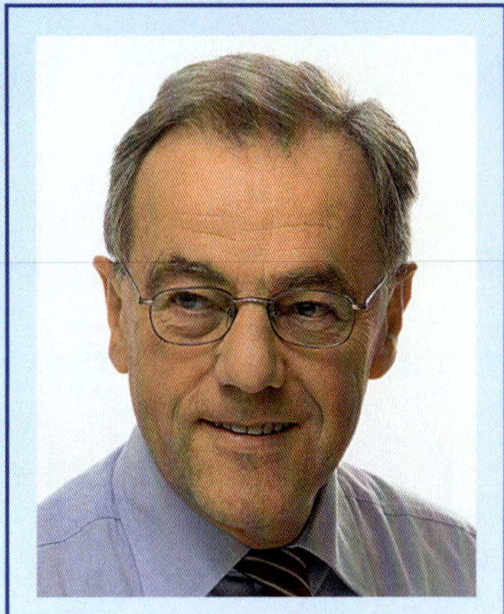

PROF. DR. MED. REINER BARTL

MITTERMAIER: Meine Freundin hat Brustkrebs und wird mit Tamoxifen behandelt, von dem ihr gesagt wurde, dass es gegen die Östrogene wirke. Heißt das, dass die Tamoxifentherapie ihr Osteoporose-Risiko erhöht?

PROF. BARTL: Nein. Tamoxifen ist eine sehr wirksame Behandlung von Brustkrebs und wirkt gegen Östrogen im Brustgewebe. Allerdings wirkt es ähnlich wie Östrogen im Knochen und schützt gegen Knochenverlust nach der Menopause. Bei Einnahme vor der Menopause erhöht es allerdings das Osteoporose-Risiko.

MITTERMAIER: Was ist Calcitonin?

PROF. BARTL: Calcitonin ist ein natürliches Hormon, das in der Schilddrüse produziert wird; es reduziert den Knochenabbau und steigert so die Knochenmasse.

MITTERMAIER: Wie effektiv ist Calcitonin bei der Vorbeugung und Behandlung von Osteoporose?

PROF. BARTL: Die Verwendung von Calcitonin bei Patienten mit Osteoporose erhöht die Knochenmasse nur minimal, reduziert aber das Risiko einer Wirbelsäulenfraktur um etwa 33 Prozent. Es gehört nicht zu den »A-klassifizierten« Medikamenten. Calcitonin besitzt auch schmerzstillende Eigenschaften, die bei 80 Prozent der behandelten Patienten Rückenschmerzen lindern.

RALOXIFEN – EINE ALTERNATIVE THERAPIE

SPRECHEN SIE MIT IHREM ARZT!

Mit Raloxifen eröffnen sich für Sie völlig neue Therapieansätze zur Osteoporose-Prophylaxe und zur Verminderung des Risikos für Herz-Kreislauf-Erkrankungen, ohne dass Sie sich zugleich den risikobehafteten Nebenwirkungen eines Hormonersatzes aussetzen müssen!

In den letzten Jahren werden immer mehr hormonähnliche Substanzen, so genannte »Antiöstrogene«, eingesetzt. Es handelt sich dabei um Substanzen, die einige positive Wirkungen des Östrogens haben, nicht aber dessen Nebenwirkungen verursachen. Die genaue Bezeichnung ist »Selektive Östrogen-Rezeptormodulatoren«, im Englischen werden sie »Selective Estrogen Receptor Modulators« (SERMS) genannt. Diese positive Wirkung auf den Knochen wurde mit der Substanz *Raloxifen* weiterentwickelt. Diese Substanz hat keine Wirkung auf das Brustgewebe und die Gebärmutter, aber sehr wohl eine positive Wirkung auf Knochen und Fettstoffwechsel. Es gibt keine unregelmäßigen Blutungen mehr, und andere Unannehmlichkeiten wie Brustspannung oder Wassereinlagerungen werden ebenfalls nicht beobachtet.

DIE WIRKUNG VON RALOXIFEN

Eine weltweite Studie konnte zeigen, dass *Raloxifen* (Evista®, Optruma®) das Risiko für das Erstauftreten einer Wirbelkörperfraktur im Vergleich zur Plazebogruppe nahezu halbiert (MORE-Studie). Bezüglich des Auftretens von Hüftfrakturen konnte allerdings keine signifikante Wirkung nachgewiesen werden. Das Risiko, an Brustkrebs zu erkranken, nimmt unter Raloxifen aber deutlich ab (54 bis 75 Prozent). Raloxifen ist bereits zugelassen für die Verhütung und Behandlung der postmenopausalen Osteoporose und stellt eine alternative Therapiemöglichkeit dar.

Als Nebenwirkungen sind bei regelmäßiger Einnahme von Raloxifen unter anderem erneute Hitzewallungen und ein erhöhtes Thromboserisiko bei gefährdeten Patienten bekannt. Raloxifen sollten Sie als Osteoporose-Patientin daher erst nach dem 55. Lebensjahr erwägen.

Dosierung: Als Therapie empfehlen wir die tägliche Einnahme von 60 mg Raloxifen, ergänzt von einer Kalzium- und Vitamin-D-Zufuhr. Der Patient muss bei der Einnahme nicht nüchtern sein.

BISPHOSPHONATE – EINE ERFOLGSSTORY

Eine neue Ära der Behandlung von Knochenkrankheiten begann vor ungefähr 15 Jahren mit der Einführung der *Bisphosphonate.* Diese Substanzen werden exklusiv auf der Oberfläche des Knochens angereichert und hemmen effektiv und sicher die Osteoklasten und damit den Knochenabbau. Bei der Osteoporose führen sie zu einer kontinuierlich positiven Knochenbilanz über viele Jahre. Der langjährige Einbau von Bisphosphonaten in den Knochen hat keinen negativen Einfluss auf die Knochenqualität.

Zugelassen für die Behandlung der postmenopausalen Osteoporose sind derzeit in Deutschland *Alendronat*, *Risedronat* und *Etidronat. Ibandronat* steht vor der Zulassung.

AMINOBISPHOSPHONATE – DIE NEUESTEN HOCHWIRKSAMEN BISPHOPSHONATE!

Bisphosphonate sind zwar schwer resorbierbar (nur ein Prozent), dieser Nachteil wird aber heute durch neue, extrem wirksame Weiterentwicklungen (»Aminobisphosphonate«) ausgeglichen. Gegenüber dem ersten Bis-

BISPHOSPHONATE

Bisphosphonate sind, gemeinsam mit Kalzium- und Vitamin-D-Zufuhr, die derzeit effektivsten Medikamente zur Behandlung aller Formen der Osteoporose. Jede Osteoporose kann heute sicher verhütet und im frühen Stadium geheilt werden. Wenn bereits Brüche und Einbrüche vorliegen, kann immerhin das Fortschreiten der Erkrankung gestoppt, die Brüche können ausgeheilt und stabilisiert werden. Es ist also nie zu spät, mit der Tandemtherapie Bisphosphonat plus Kalzium/Vitamin D zu beginnen!

phosphonat, dem *Etidronat*, sind die neuesten Aminobisphosphonate, die ein Stickstoffatom enthalten, bis zu 20 000-mal stärker wirksam.

Früher musste man ein Bisphosphonat grammweise geben, heute reichen wenige Milligramm. Der Großteil der resorbierten Menge wird innerhalb von Stunden auf der Oberfläche des Knochens abgelagert und bleibt dort über viele Jahre bis Jahrzehnte nachweisbar. Ein kleiner Teil der aufgenommenen Substanz wird über die Nieren unverändert wieder ausgeschieden. Nebenwirkungen sind selten und nur geringfügig, wenn Sie die Vorschriften zur Einnahme einhalten.

Eine Bisphosphonat-Therapie sollten Sie zwei bis vier Jahre, mindestens jedoch ein Jahr, durchführen. Danach bestimmen Kontrollmessungen der Knochendichte und die Klinik den Zeitpunkt der Wiederaufnahme einer Bisphosphonat-Therapie. Mit *Alendronat* sind bereits Erfahrungen von über zehn Jahren bekannt, ohne dass bei richtiger Einnahme des Medikamentes irgendwelche nachteiligen Effekte wie Mineralisationsstörungen aufgetreten wären. Eine zusätzliche Kalzium- und Vitamin-D-Zufuhr ist für die rasche Mineralisierung des neu gebildeten Knochens grundsätzlich zu empfehlen. Vor der Menopause sollten Bisphosphonate nur in Absprache mit einem Osteoporose-Experten eingesetzt werden. Während der Schwangerschaft und Stillzeit dürfen sie aber nicht eingenommen werden. Der durch die Bisphosphonate gestärkte Knochen ist voll belastbar, elastisch und normal strukturiert.

ALENDRONAT

Der Nutzen des modernen Bisphosphonates *Alendronat* wurde inzwischen elf Jahre lang untersucht. Es konnte in Studien mit mehr als 10 000 Frauen nach den Wechseljahren gezeigt werden, dass die Rate osteoporotischer Frakturen mit Alendronat langfristig gesenkt wird und die Knochendichte ansteigt.

Die orale Zufuhr von täglich 10 mg oder wöchentlich 70 mg Alendronat (Fosamax®) führt innerhalb von ein bis drei Jahren zu einer Knochenzu-

Bisphosphonate sind derzeit die effektivsten Medikamente in der Behandlung von Osteoporose. Lassen Sie sich von Ihrem Arzt beraten!

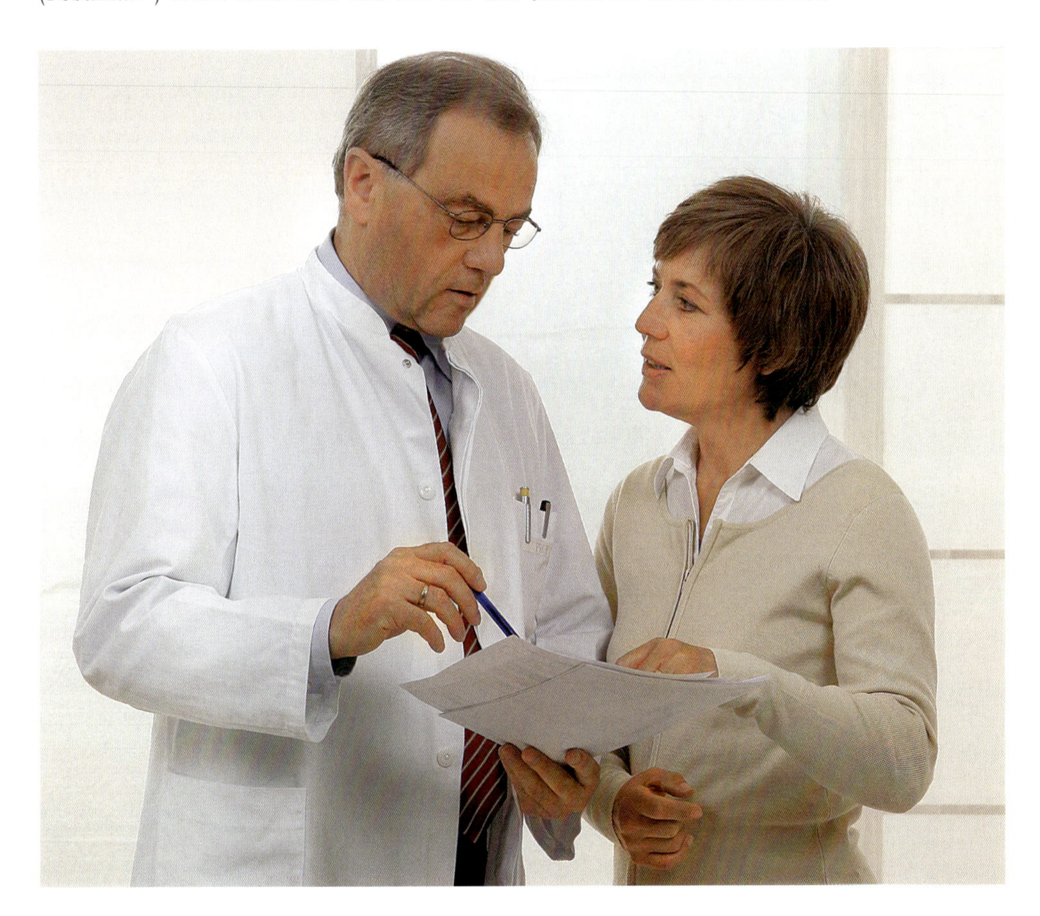

nahme von fünf bis acht Prozent und zu einer Abnahme der Frakturrate von 50 bis 90 Prozent. In Studien war die Knochendichte bereits nach drei Monaten deutlich angestiegen, nach einem Jahr war die Therapie bei 95 Prozent der Patientinnen erfolgreich. Auch eine Schmerzlinderung und eine Zunahme der Mobilität waren unter Alendronat nachweisbar. Alendronat verringert sowohl die Häufigkeit der Wirbelfrakturen als auch alle anderen Frakturen (Unterarm, Oberschenkel) wesentlich.

Dosierung: 10 mg Alendronat (Fosamax®) sollten Sie täglich als Tablette auf nüchternen Magen einnehmen. Alternativ wird auch die wöchentliche Einnahme einer Tablette mit 70 mg angeboten. Neu zugelassen ist außerdem eine Wochentablette von 70 mg Alendronat in Kombination mit Vitamin D (2800 IE) in einer Tablette (Fosavance®).

RISEDRONAT

Günstige Ergebnisse sind auch mit *Risedronat* (Actonel®) erzielt worden. Vor allem an der Lendenwirbelsäule nahm die Knochendichte bei regelmäßiger Einnahme von Risedronat bereits nach einem Jahr um mehr als fünf Prozent zu. Das Risiko, im Bereich der Wirbelsäule einen Bruch zu erleiden, sank bereits nach einem Jahr um bis zu 65 Prozent. Auch bei Frakturen außerhalb der Wirbelsäule konnte eine deutliche Abnahme des Frakturrisikos nachgewiesen werden. Risedronat hat inzwischen das **Etidronat,** ein Bisphosphonat der ersten Generation, weitgehend verdrängt.

Dosierung: 5 mg Risedronat (Actonel®) werden täglich in Tablettenform auf nüchternen Magen eingenommen. Möglich ist auch die wöchentliche Einnahme einer Tablette mit 35 mg. Eine weitere Neuheit ist das zusätzliche

Angebot von täglich 500 mg Kalzium (Actonel® 35 mg plus Calcium). **Dosierung Etidronat** (z.B. Didronel Kit®): 400 mg werden als Tablette in zyklischer Gabe (14 Tage lang alle drei Monate) auf nüchternen Magen verabreicht. Dieses Präparat wurde inzwischen von den modernen stickstoffhaltigen Bisphosphonaten verdrängt.

WAS SPRICHT FÜR BISPHOSPHONATE?

Bisphosphonate haben grundsätzlich im Gegensatz zum Östrogen den Vorzug, dass sie bei Frauen und bei Männern in jedem Alter verabreicht werden können. Auch eine kombinierte Therapie mit Östrogenersatz oder Raloxifen in der Menopause ist problemlos und hochwirksam.

IBANDRONAT

Auch für *Ibandronat* (Bonviva®) wurde eine Verringerung von Wirbelkörperfrakturen beobachtet, bezüglich des Risikos für Hüftfrakturen konnte allerdings keine signifikante Wirkung belegt werden.

Ibandronat ist auch das einzige Bisphosphonat, das derzeit für die orale wie intravenöse Anwendung bei Osteoporose nach den Wechseljahren getestet wird und in Kürze die Zulassung erhält.

Dosierung: Vorgesehen sind für die orale Therapie eine Monatstablette mit 150 mg und eine Vierteljahresspritze mit 3 mg.

INFUSIONSTHERAPIE MIT IBANDRONAT UND ZOLEDRONAT

Infusionen von Ibandronat (Bondronat®) (2 bis 3 mg in vierteljährlichen Abständen) werden derzeit bezüglich einer optimalen Dosierung in Studien geprüft. Ein weiteres modernes Bisphosphonat ist *Zoledronat* (Aclasta®), das bei einer Dosis von 5 mg in jährlichen Infusionen getestet wird. Den Einsatz intravenöser Bisphosphonate sollten Sie aber nur in Absprache mit Osteoporose-Zentren und nach intensiver Aufklärung durch Ihren Arzt in Erwägung ziehen.

WEITERE MEDIKAMENTE AUF DEM MARKT

TERIPARATID (FORSTEO®)

Dieses Parathormonfragment hat inzwischen mehrere klinische Studien durchlaufen und seine knochenaufbauende Wirkung belegt. Es wird täglich (20 µg) unter die Haut gespritzt, die maximale Therapiedauer beträgt 18 Monate. Zugelassen ist diese Substanz zur Behandlung einer schweren manifesten Osteoporose bei postmenopausalen Frauen.

STRONTIUMRANELAT (PROTELOS®)

Diese neu zugelassene Substanz soll den Knochenaufbau fördern und gleichzeitig die Knochenresorption hemmen. Der Rückgang von Wirbelkörperfrakturen (SOTI-Studie) und Hüftfrakturen (TROPOS-Studie) ist bereits belegt. Zugelassen ist dieses Medikament für die Behandlung der postmenopausalen Osteoporose in einer Dosierung von 2 g täglich als Granulat, das in Wasser aufgelöst und vor dem Zubettgehen eingenommen wird.

AKTIVE VITAMIN-D-METABOLITEN

Die Vitamin-D-Metaboliten *Alfacalcidol* (0,5 bis 1 µg) oder *Calcitriol* (0,5 µg), täglich in Tablettenform eingenommen, werden bei bestimmten sekundären Osteoporosen (Nieren- und Lebererkrankungen) und bei der Transplantations-Osteoporose (in Kombination mit Bisphosphonaten) mit Erfolg eingesetzt, bei einer manifesten Osteoporose jedoch nur noch selten verschrieben.

KALZITONIN (Z. B. KARIL®)

wird täglich in Form einer Injektion unter die Haut (50 bis 100 IE) oder als Spray über die Nase (200 IE) verabreicht, ist inzwischen aber weitgehend von Bisphosphonaten verdrängt worden.

MEDIKAMENTE ZUR OSTEOPOROSE-THERAPIE

Orale Bisphosphonate

als »Goldstandard« der Osteoporose-Therapie (»A-klassifiziert«)

- Alendronat (Fosamax®)
  10 mg täglich oder eine Wochentablette à 70 mg
  Neu: die Wochentablette Fosavance® 70 mg in Kombination mit einer Wochendosis Vitamin D
- Risedronat (Actonel®)
  5 mg täglich oder eine Wochentablette à 35 mg
  Neu: die Wochentablette Actonel® 35 mg plus 500 mg Calcium täglich
- Ibandronat (Bonviva®)
  150 mg monatlich als Tablette (Zulassung ab Oktober 2005 erwartet)

Intravenöse Bisphosphonate

(bei Unverträglichkeit oraler Bisphosphonate) dürfen nur in Absprache mit Osteoporose-Zentren verabreicht werden:

- Ibandronat (Bondronat®)
  2 bis 3 mg Infusion oder Injektion vierteljährlich
- Zoledronat (Aclasta®)
  5 mg Infusion jährlich
- Pamidronat (Aredia®)
  30 bis 60 mg Infusion vierteljährlich

Andere effektive Medikamente in der Osteoporose-Therapie

- Raloxifen (Evista®, Optruma®)
  60 mg täglich in Tablettenform
- Teriparatid (Forsteo®)
  20 µg täglich unter die Haut gespritzt
- Strontiumranelat (Protelos®)
  2 g täglich oral als Granulat

Medikamente ohne überzeugende Effektivität in der Osteoporose-Therapie

- Aktive Vitamin-D-Metaboliten (z. B. Rocaltrol®)
  täglich in Tablettenform einzunehmen
- Kalzitonin (z. B. Karil®)
  täglich unter die Haut gespritzt oder intranasal als Spray verabreicht
- Natriumfluorid
  ist heute nach den DVO-Leitlinien nicht mehr zu empfehlen

NATRIUMFLUORID

Natriumfluorid, in geringen täglichen Dosen eingenommen, wird derzeit in Studien untersucht. Eine höher dosierte Gabe (50 bis 70 mg täglich) von Natriumfluorid ist wegen der schmalen therapeutischen Breite nicht mehr empfehlenswert. Die Zahl der Knochenbrüche sank bei regelmäßiger Einnahme von Natriumfluorid nur unwesentlich. Der Einsatz ist heute nach den Vorgaben der »evidence based medicine« nicht mehr zu empfehlen.

SCHMERZTHERAPIE – HANDELN SIE FRÜHZEITIG!

Etwa 40 Prozent der Bevölkerung in Deutschland klagen über **Rückenschmerzen.** Entsprechend häufig werden aus diesem Anlass Ärzte kontaktiert: Jeder zweite Patient, der einen niedergelassenen Orthopäden aufsucht, kommt wegen Rückenschmerzen. Der Anteil der Arbeitsunfähigkeitstage durch Rückenschmerzen an den Gesamtarbeitsunfähigkeitstagen liegt bei 15 Prozent!

RÜCKENSCHMERZ – WAS STECKT DAHINTER?

Kreuzschmerzen können eine harmlose Ursache haben. Doch ein dauerhafter oder immer wiederkehrender Schmerz sollte Sie zum Nachdenken über Ihre Knochen anregen.

Am Anfang jeder Abklärung steht eine genaue Befragung von Seiten des Arztes. Lokalisation, Dauer, Charakter und Intensität des Schmerzes sowie die Funktionseinschränkungen sind genau zu bestimmen. Je nach Ursache der Rückenschmerzen unterscheidet man von der Wirbelsäule ausgehende (»vertebragene«) oder aus anderen Regionen auf die Wirbelsäule projizierte Kreuz-

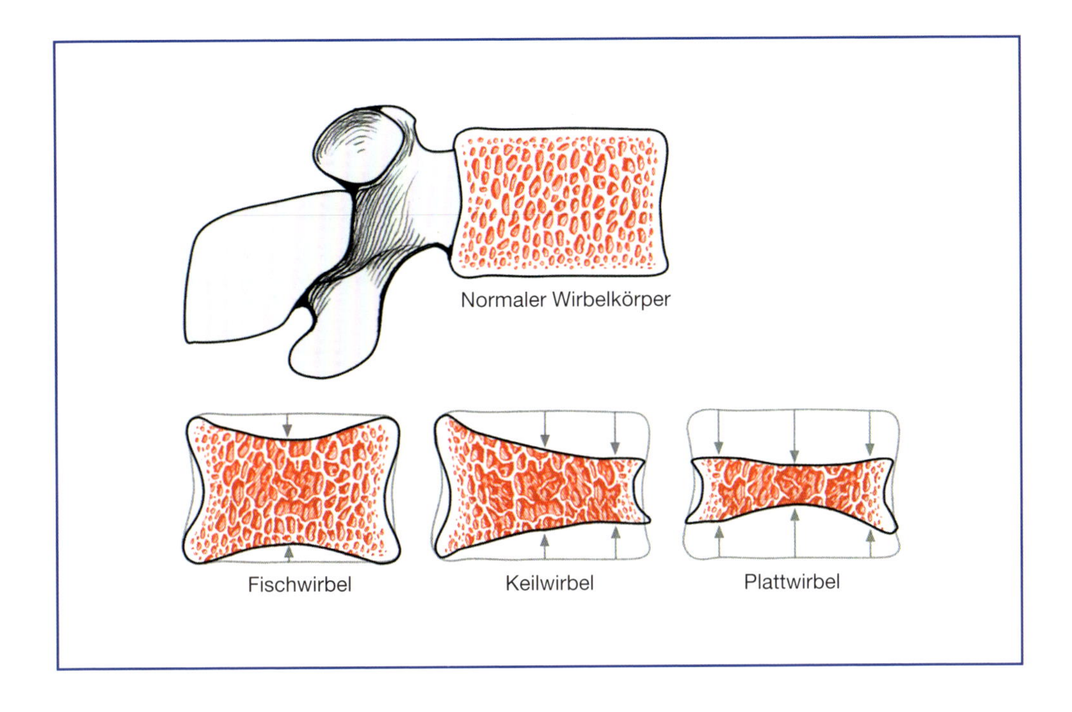

Verschiedene Formen der Wirbeldeformierung bei Osteoporose: Keilwirbel (bevorzugt im Brustwirbelbereich) sowie Fisch- und Plattwirbel (eher im Lendenwirbelbereich).

schmerzen. 98 Prozent der Fälle haben statische oder degenerative Ursachen (Bandscheibenvorfall, Wirbelbruch oder -deformierung), andererseits können die Schmerzen auch psychosomatische Ursachen haben, oder es können sich Tumorerkrankungen, Organerkrankungen, Morbus Bechterew, Entzündungen in diesem Bereich oder gar ein Herzinfarkt dahinter verbergen.

WORAN ERKENNT MAN DURCH OSTEOPOROSE BEDINGTE RÜCKENSCHMERZEN?

Osteoporosebedingte Schmerzen im Bereich der Wirbelsäule sind meist **akute Rückenschmerzen,** denen fast immer ein Wirbelbruch im mittleren und unteren Wirbelsäulenabschnitt zugrunde liegt. Der Beginn ist heftig und einschießend, oft nach Heben einer Last. Er kann an Intensität einem

»Vernichtungsschmerz« wie bei einem Herzinfarkt entsprechen. Die Betroffenen geben oft an, akustisch ein »Knacken« im Rücken gehört zu haben. Die radiologischen Wirbelkörperveränderungen müssen aber nicht der Schwere des Schmerzes entsprechen. Der Schmerz kann durch Einblutungen, Muskelverspannungen oder psychische Überlagerungen noch verstärkt werden.

Dieser schlagartig einsetzende Rückenschmerz lässt langsam nach, kann aber auch nach Abheilung des Wirbelbruchs in einen **chronischen Rückenschmerz** übergehen. Er entsteht durch Verformung der Wirbelsäule, Fehl- und Überbelastung der Muskulatur, Schädigung und altersbedingte Abnutzung der Wirbelgelenke und Bandscheiben. Dieser chronische Schmerz kann zu Schlaflosigkeit, Reizbarkeit, Angst und Depression führen, die das Schmerzempfinden nur noch mehr betonen. Daher ist es zunächst besonders wichtig, diesen Teufelskreis zu durchbrechen:

Der »Teufelskreis« der Schmerzspirale

Osteoporose → Wirbelkörpereinbruch → Rückenschmerz → Depression → Inaktivität → schlaffe Muskeln → Knochenschwund →

Im Vordergrund der Behandlung steht immer die physikalische Therapie. Schmerzmittel (»Analgetika«) werden begleitend eingesetzt.

DIE PHYSIKALISCHE THERAPIE BEI RÜCKENSCHMERZEN

Wenn Sie als Osteoporose-Patient(in) akute Rückenschmerzen haben, ist zur Entlastung eine **gelockerte Bettruhe** sinnvoll, aber nur so lange, bis der akute Schmerz gelindert ist. Danach können Sie Phasen vorsichtiger und kurzzeitiger Achsbelastung, abwechselnd mit **Übungen zu Entlas-**

tungshaltungen, mehrmals pro Tag einbauen (siehe Seite 124). Zusätzlich ist zur Durchblutungsförderung eine Kältebehandlung mit kalten Wickeln sinnvoll, während eine Wärmebehandlung erst bei chronischen Schmerzen infrage kommt. Ihr Arzt sollte krankengymnastische Behandlungen mit Entspannungs- und Atemübungen verordnen. Weitere Möglichkeiten der Schmerzbehandlung sind Massagen, Akupunktur, Elektrotherapie und Injektionsbehandlungen mit Lokalanästhetika.

TRAINIEREN SIE IHRE MUSKELN!

Wenn es der Beschwerdeverlauf erlaubt, kann die Krankengymnastik nach und nach durch sporttherapeutische Maßnahmen abgelöst werden (siehe Seite 94ff.). Aktives Muskeltraining ist einerseits für die Stärkung des Knochens und der Muskulatur wichtig, andererseits trägt es langfristig zur Linderung chronischer Schmerzen bei.

WAS SIE FÜR IHRE MUSKELN TUN KÖNNEN

Ist der akute Schmerz erträglich geworden, sollten Sie sich vor allem um **die Kräftigung Ihrer Muskulatur** kümmern, um wieder mobiler zu werden. Dies geschieht durch geführte Bewegungen und Anspannungsbewegungen, kombiniert mit einer Entlastungslagerung. Eine durchblutungsfördernde und entspannende Wärmebehandlung mit lokalen Wärmepackungen in Form von heißen Rollen, feuchtheißen Kompressen oder Moorerdepackungen oder auch Infrarotbestrahlungen kann ebenfalls schmerzlindernd und sehr wohl tuend sein! Massagen sind dagegen weniger effektiv, darauf sollten Sie eher verzichten. Bewegungsbäder im warmen Wasser (Thermalbad) lockern durch den gewichtsentlastenden Auftrieb im Wasser zusätzlich Ihre Muskeln und lindern Ihre Beschwerden. Vor allem das Schwimmen stellt eine ideale Kombination aus Wirbelsäulenentlastung und Muskeltraining dar.

VORÜBERGEHEND HILFREICH BEI AKUTEN BESCHWERDEN: SCHMERZMITTEL

Um akute Schmerzen zu beseitigen und bewegungstherapeutische Maßnahmen überhaupt erst zu ermöglichen, müssen Sie vorübergehend auch Schmerzmittel (»Analgetika«) einnehmen. Ihr Arzt wird zuerst Analgetika mit guter Wirkung auf Skelett-, Muskel- und Gelenkschmerzen einsetzen: *Acetylsalicylsäure* (ASS), *Paracetamol* oder vor allem die nicht steroidalen *Antirheumatika* (Antirheumatika, die kein Kortison enthalten). Diese Medikamente entfalten ihre Wirkung durch lokale Hemmung des schmerzauslösenden Prostaglandins. Wegen der gleichzeitigen Möglichkeit von Nebenwirkungen wie zum Beispiel Magenblutung oder Knochenmarkschädigung sollten sie jedoch nur kurzzeitig verabreicht werden.

Inzwischen gibt es nicht steroidale Antirheumatika, die die Schmerzrezeptoren ganz gezielt beeinflussen und weitgehend frei von den bisherigen Nebenwirkungen sind. Knochenschmerzen können besonders schnell und erfolgreich mit Bisphosphonaten (siehe Seite 65ff.) behandelt werden. Diese neue Substanzgruppe hat das früher verwendete Kalzitonin weitgehend verdrängt.

Bei starken Schmerzen können die oben aufgeführten Medikamente noch mit *schwach wirkenden Opioiden* (opiumähnlichen Schmerzmitteln) kombiniert werden. Ist damit Ihr Schmerz nicht zufriedenstellend zu behandeln, so sollten Sie gemeinsam mit einer Schmerzambulanz einen individuellen Behandlungsplan erarbeiten, wobei Dosierung und Zeitplan von Ihnen konsequent eingehalten werden müssen. Muskelrelaxantien zur Besserung der Muskelverspannungen sollten Sie vermeiden, da diese wegen der ermüdenden Wirkung auch das Sturzrisiko erhöhen.

CHECKLISTE
DIE ZEHN GEBOTE DER RÜCKENSCHULE

Diese Merksätze dienen der Vorsorge und Linderung eines Wirbelsäulenproblems:

1. Bewegen Sie sich oft und vielfältig! Liegen und Gehen sind besser als Stehen oder Sitzen.
2. Beugen Sie beim Bücken Hüft- und Kniegelenke und halten Sie den Rücken gerade. Bereiten Sie sich mit geeigneten Übungen auf rückenbelastende Tätigkeiten vor. Gestalten Sie den Arbeitsplatz »rückenfreundlich«.
3. Vermeiden Sie das Tragen schwerer Lasten. Verteilen Sie Lasten auf beide Seiten und halten Sie sie dicht am Körper.
4. Achten Sie auf Schuhe mit festem Fußbett, aber weicher Sohle (»Stoßdämpfer«). Verwenden Sie keine hohen Absätze.
5. Halten Sie beim Sitzen den Rücken gerade und stützen Sie den Oberkörper ab. Wechseln Sie die Haltung und suchen Sie sitzgerechte Stühle aus.
6. Gehen Sie zum Schwimmen, um die Rückenmuskulatur zu lockern und zu stärken.
7. Dehnen Sie täglich Ihre Muskeln und trainieren Sie die Rumpfmuskulatur. Achten Sie auf die Körperhaltung.
8. Regelmäßige Atem- und Entspannungsübungen bei langem Sitzen im Auto oder im Büro entspannen die Rückenmuskeln.
9. Beim Liegen gilt: Die Wirbelsäule muss in ihrer Gesamtlänge auf einer horizontalen Unterlage liegen. Zu empfehlen sind ein harter Bettrost und darauf eine weiche Matratze.
10. Achten Sie auf das ideale Körpergewicht. Jedes überflüssige Pfund belastet die Gelenke und die Bandscheiben!

KNOCHENBRUCH – KEIN GRUND ZUR VERZWEIFLUNG!

Nicht alle Menschen tragen dasselbe Fraktur-Risiko. Besonders gefährdet, osteoporotische Knochenbrüche zu erleiden, sind in der Regel folgende Personengruppen:

- Ältere Menschen,
- Frauen nach den Wechseljahren,
- Personen mit hohem Sturzrisiko,
- Personen, die bereits eine oder mehrere Fraktur erlitten haben,
- Personen mit »osteoporotischer Knochendichte« in der DXA-Messung.

Haben Sie eine Fraktur durch die Osteoporose erlitten, so können Sie eine Menge selbst beitragen, um die Schmerzen zu lindern, die Knochenheilung zu beschleunigen, Ihre Muskeln wieder zu trainieren und die Gesamtknochenmasse wieder anzuheben.

Zunächst müssen Sie lernen, mit der Diagnose Osteoporose zu leben, mit dem Schmerz umzugehen und die täglichen vertrauten Aktivitäten wieder aufzunehmen. All diese neuen Erfahrungen und Aufgaben lösen Sie am besten mit Ihrem Hausarzt, einem ausgebildeten Therapeuten und im Idealfall auch mit einem Krankengymnasten. Oft finden sich auch in der Familie oder in Selbsthilfegruppen psychischer und physischer Beistand, um Perioden des Schmerzes, der Niedergeschlagenheit oder gar der körperlichen Beeinträchtigung und Hilflosigkeit zu überstehen. Als Betroffene(r) müssen Sie lernen, wieder Optimismus, Freude und Tatendrang zu gewinnen und die Krankheit mit festem Willen und Geduld »anzupacken« und zu überwinden! Allein das Gefühl, sich selbst aktiv in die Behandlung einschalten zu können, unterstützt die Ausheilung auch dieser chronischen Erkrankung.

Rechte Seite: Lassen Sie sich nie entmutigen! Packen Sie Ihr Schicksal aktiv an!

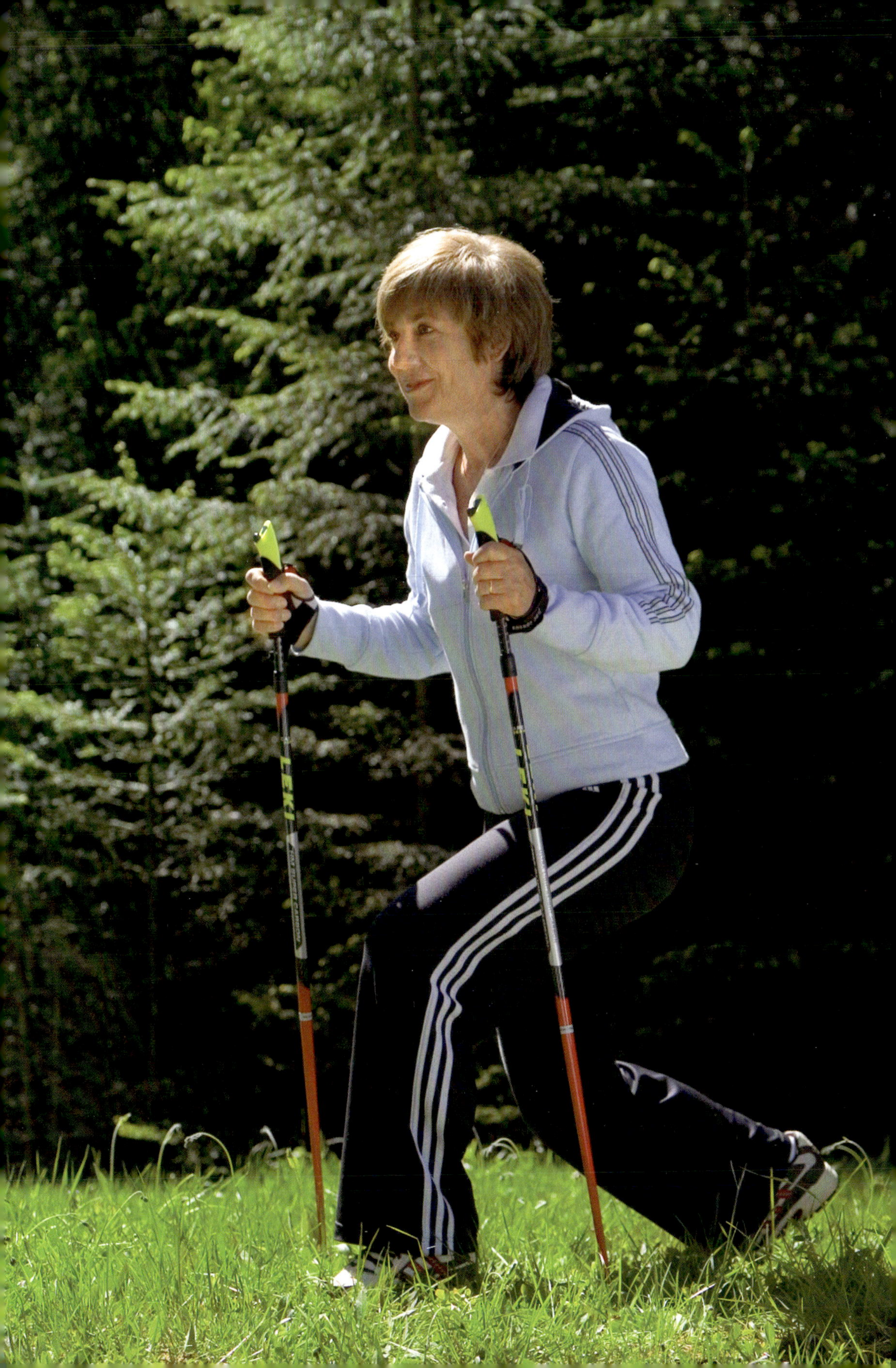
LEKI
LEKI

URSACHEN FÜR EINE ERHÖHTE STURZNEIGUNG BEI ÄLTEREN MENSCHEN

Altersbedingte Beeinträchtigungen

- Muskelschwäche
- Haltungsprobleme
- Gangstörungen
- Sehschwäche
- verlängerte Reaktionszeiten
- Sturzangst

Umwelteinflüsse

- schlechte Ausleuchtung
- rutschiger oder unebener Boden
- fehlende Haltegriffe im Bad
- rutschige Vorleger und Teppiche
- schlechtes Wetter
- Spielzeug auf dem Boden

Spezifische Krankheiten und Medikamente

- Durchblutungsstörungen im Gehirn
- Morbus Parkinson
- Multiple Sklerose
- Arthritis
- grauer Star oder Netzhautdegeneration
- »Blackouts«
- Harninkontinenz
- Beruhigungsmittel
- blutdrucksenkende Mittel
- übermäßiger Alkoholkonsum

RISIKOFAKTOREN FÜR OSTEOPOROSEBEDINGTE FRAKTUREN

Nicht beeinflussbar

- Fraktur(en) im Erwachsenenalter
- Fraktur(en) bei der Mutter
- fortgeschrittenes Alter
- weibliches Geschlecht
- späte Menarche und frühe Menopause
- Demenz
- schlechter Gesundheitszustand

Teilweise beeinflussbar

- Zigarettenrauchen
- niedriges Körpergewicht
- Östrogenmangel
- Testosteronmangel
- Vitamin-D-Mangel
- ungenügende Kalziumzufuhr
- übermäßiger Alkoholkonsum
- Sehstörungen
- unsicherer Gang
- unzureichende körperliche Aktivitäten
- Glukokortikoid-Therapie
- bestimmte Medikamente

WELCHE THERAPIE IST BEI EINER FRAKTUR ANGESAGT?

Für die rasche Ausheilung eines Bruches ist vor allem eine ausreichende **Zufuhr von Kalzium und Vitamin D** wichtig. Von Studien wissen wir, dass eine Beinfraktur in wenigen Wochen zu einem allgemeinen Knochenschwund von zehn bis 30 Prozent führen kann. Umso wichtiger ist es, in den ersten Monaten den überschießenden Knochenabbau durch die Einnahme von **Bisphosphonaten** zu stoppen. Auch frühes **Muskeltraining** verstärkt den neuen Knochenaufbau. Wenn Ihre Fraktur in einer Klinik behandelt wurde, können Sie nach der stationären Rehabilitation am Heimatort eine Selbsthilfegruppe aufsuchen, in der Sie weiter an der Stabilisierung Ihrer Knochen arbeiten können.

WUSSTEN SIE DAS?

Inzwischen sind in Deutschland mehrere Osteoporose-Kliniken eingerichtet worden. So wurde kürzlich am Klinikum München-Großhadern eine Tagesklinik für muskuloskelettale Erkrankungen etabliert, in der Osteoporose-Patienten eine Woche lang betreut werden. In erprobten Programmen werden die breite Palette der physikalischen und krankengymnastischen Therapie sowie die Patientenschulung durchgeführt. Die medikamentöse Schmerztherapie erfolgt nach dem WHO-Stufenplan.

DIE SCHWERWIEGENDSTE FRAKTUR: DER OBERSCHENKELHALSBRUCH

Weit mehr als 100 000 Patienten erleiden jährlich in Deutschland einen Oberschenkelhalsbruch. 25 Prozent der Betroffenen sind Männer, das Durchschnittsalter liegt bei ungefähr 80 Jahren. Das Risiko einer 50-jährigen Frau, in ihrem weiteren Leben eine hüftgelenksnahe Fraktur zu erleiden, beträgt etwa 18 Prozent, beim Mann dagegen nur sechs Prozent.

Oberschenkelhalsbrüche haben von allen Frakturen die schwerwiegendsten Konsequenzen, da sie in der Regel operativ versorgt werden müssen und oft mit einer Gehbehinderung verbunden sind. Etwa fünf bis zehn Prozent der Patienten mit einer solchen Fraktur sterben noch im Krankenhaus, und etwa 20 Prozent im Verlauf des folgenden Jahres. Die **Rehabilitation** muss vor allem auf Bewegungskoordination und Vermeidung von Stolperfallen und Sturzrisiken achten. Vor allem beim ungebremsten Sturz auf die Seite, mit Aufprall des ungeschützt unter der Haut liegenden Oberschenkelknochens auf hartem Untergrund, steigt das Risiko eines Oberschenkelhalsbruches um ein Vielfaches. Einen wirksamen Schutz stellen handflächengroße Kunststoffschalen (»Hüftprotektoren«) dar, die in die Unterwäsche eingearbeitet sind und bei Sturz auf die Seite die Aufprallenergie flächenhaft verteilen. Gleichzeitig beginnt das Muskeltraining, um vor allem Unabhängigkeit in der Verrichtung täglicher Aufgaben wie Einkaufen, Kochen und Baden wiederzugewinnen. Die Ausheilung einer Oberschenkelhalsfraktur dauert ca. vier bis acht Monate.

DER HÄUFIGSTE BRUCH: DIE UNTERARMFRAKTUR

Die Unterarmfraktur (»Radiusfraktur«) ist der häufigste Bruch vor dem 75. Lebensjahr. Vor allem Frauen um die Menopause werden betroffen. Das Risiko einer 50-jährigen Frau, in ihrem weiteren Leben eine Unterarmfraktur zu erleiden, liegt bei 16 Prozent. Beim Mann ist das entsprechende Risiko nur 2,5 Prozent. Eine **Radiusfraktur** zwischen dem 40. und 60. Lebensjahr ist immer ein Warnzeichen für eine bestehende Osteoporose. Zur Abklärung ist eine Knochendichtemessung sinnvoll. Mit erheblicher Beeinträchtigung im Alltag müssen Sie vor allem rechnen, wenn Ihr dominanter Arm betroffen ist: Für sechs bis acht Wochen benötigen Sie eine Schiene. Während der Ausheilung sind Übungen des Arms wichtig.

VERLAUFEN OFT NICHT BEMERKT: WIRBELKÖRPERFRAKTUREN

Mehr als zwei Millionen Osteoporose-Patienten haben in Deutschland bereits eine Wirbelkörperfraktur erlitten. Ursachen können das falsche Tragen von Lasten, Verdrehungen oder Stöße sein.

Die Fraktur eines oder mehrerer Wirbelkörper verursacht in der Regel einen plötzlichen, stechenden und anhaltenden **Schmerz**. Manchmal wird der Schmerz mit einer Muskelzerrung oder einem Bandscheibenvorfall verwechselt. Wirbelkörperfrakturen können auch langsam und mit wenig Schmerz verlaufen. Der Patient bemerkt nur, dass er kleiner wird oder dass ein Rundrücken (»Kyphose«), im Volksmund auch »Witwenbuckel« genannt, entsteht.

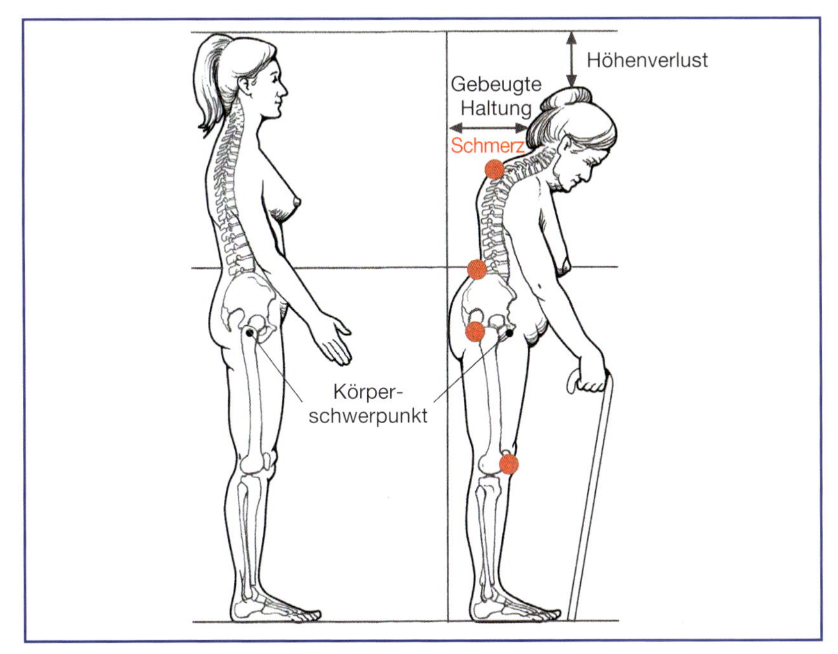

Körperhaltung (Rundrücken) und besondere Schmerzpunkte nach osteoporosebedingten Wirbeleinbrüchen.

Eine operative Versorgung von Wirbelkörperfrakturen ist nur nötig, wenn die Gefahr einer Querschnittslähmung besteht. Dies ist aber sehr selten zu befürchten. Nach einer akuten Phase (zwei Wochen) mit gelockerter Bettruhe beginnen Sie die Phase mit leichter Bewegung, physikalischer Therapie und Rehabilitation. Orthesen (Korsetts) und Mieder sollten Sie möglichst kurz verwenden und mit dem Orthopäden absprechen. Sie dienen zur Schmerzlinderung und zur Vermeidung eines Rundrückens. In keinem Fall sollten Sie vom Tragen einer Orthese abhängig werden; trainieren Sie daher die Rückenmuskulatur aktiv! Die Ausheilung einer Wirbelkörperfraktur dauert ungefähr zwei bis vier Monate.

GIBT ES EINE SPEZIELLE THERAPIE FÜR WIRBELKÖRPERFRAKTUREN?

Die meisten Wirbelkörperfrakturen können mithilfe von Schmerzmitteln und einer krankengymnastischen Nachbehandlung erfolgreich behandelt werden. Orthopädische Hilfsmittel wie Orthesen können der jeweiligen anatomischen Situation durch den Träger selbst angepasst werden. Eine gezielte Wirbelsäulengymnastik stärkt die Rückenmuskulatur, lindert den Schmerz und senkt das Risiko weiterer Wirbelkörperfrakturen.

Es gibt jedoch noch eine weitere Möglichkeit, eine Wirbelkörperfraktur zu versorgen: Die Operationstechniken der **Vertebroplastie** und **Kyphoplastie** stellen eine elegante und wirksame Methode zur inneren Stabilisierung des Wirbelkörpers mittels Zementinjektion dar. Bei beiden Verfahren wird ein spezieller, rasch aushärtender Knochenzement über eine Biopsiekanüle in den geschädigten Wirbelkörper injiziert. Ziel dieser Techniken ist eine Wiederaufrichtung des Wirbelkörpers und im Falle der Kyphoplastie eine Korrektur der deformierten Wirbelsäule. Der flüssige Zement wird direkt

(Vertebroplastie) oder nach Aufblasen eines in die Wirbelsäule eingebrachten Ballons in den verbliebenen Wirbelkörper eingefüllt (Kyphoplastie). Durchgeführte Studien berichten bei beiden Techniken über eine erstaunlich rasche Besserung des Schmerzes und der Mobilität bei etwa 80 bis 90 Prozent der Patienten. Sinnvoll sind diese Eingriffe vor allem dann, wenn die Operation innerhalb der ersten drei Monate nach Beschwerdebeginn erfolgt. Die überwiegende Zahl der Patienten stellt sich jedoch mit chronischen Schmerzen vor. Noch liegen uns keine verlässlichen klinischen Langzeitergebnisse vor, ob der Wirbelkollaps und der Rundrücken dauerhaft verhindert werden können. Auf Grund der insgesamt selten auftretenden Komplikationen gehören beide Methoden in die Hand erfahrener Chirurgen. In der Zukunft könnte die Einspritzung bioaktiver resorbierbarer Knochenzemente zu einer weiteren Verbesserung der Wirbelkörperstabilität beitragen.

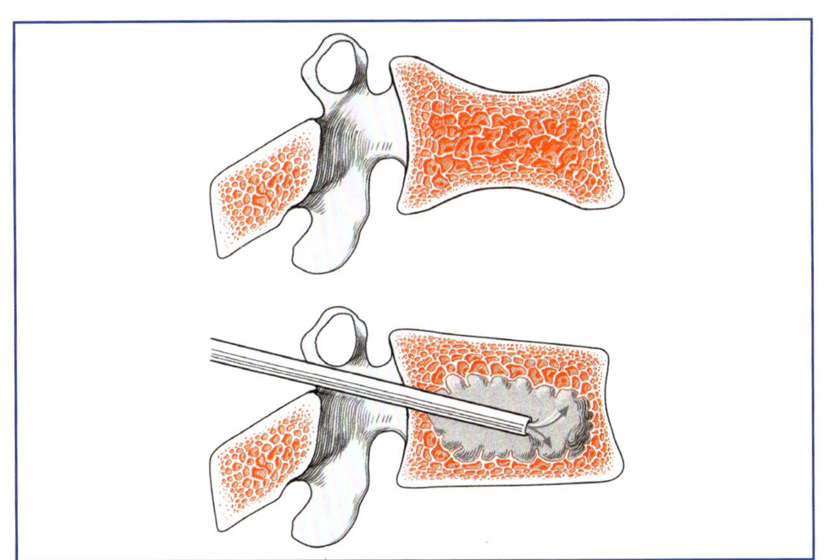

Bei der Vertebro- bzw. Kyphoplastie wird der eingebrochene Wirbelkörper durch Injektion von Knochenzement wieder aufgerichtet.

OSTEOPOROSE BEI KINDERN

Eine Osteoporose tritt zwar selten bei Kindern auf, in diesem Alter verursacht sie aber häufig schwere Schmerzen, multiple Frakturen und lebenslange Bewegungseinschränkung. Die **Ursache** bei Kindern umfasst ein breites Spektrum von zugrunde liegenden Erkrankungen:

- entzündliche Gelenkerkrankungen,
- Magersucht,
- chronische Leber- und Darmerkrankungen,
- chronische Nierenkrankheiten,
- Störungen der Sexualorgane,
- Organtransplantationen.

Osteoporose steht bei Kindern außerdem häufig in Zusammenhang mit:

- gestörter Produktion von Kollagen Typ I,
- langzeitigem Bewegungsmangel,
- Gelenkentzündungen,
- Vitamin-D-Störungen,
- malignen Blutkrankheiten,
- Therapie mit Kortison und Immunsuppressiva.

Die Krankheit tritt in folgenden Formen auf:

- **Knochenbrüche** im Bereich der Extremitäten, manchmal bereits von Geburt an. Hier sollte immer an die Glasknochenkrankheit gedacht werden.
- **Brüche der Wirbelkörper** mit Rückenschmerzen, Gehproblemen, Wirbelsäulenverkrümmung und Abnahme der Körpergröße.
- **Niedrige Knochendichte** ohne Knochenbrüche.

WIE SIEHT DIE THERAPIE BEI KINDERN MIT OSTEOPOROSE AUS?

Die Behandlung der Osteoporose bei Kindern wurde mit Einführung der **Bisphosphonate** einfach und effektiv. Die anfänglich geäußerten Bedenken, dass die Bisphosphonate das Längenwachstum der Kinder wesentlich beeinträchtigen könnten, haben sich nicht bestätigt. Als Basistherapie sollte eine Zufuhr von Kalzium (500 bis 1000 mg) und Vitamin D3 (500 bis 1000 IE) erfolgen. Es wurden auch spontane Besserungen bei Kindern beobachtet, sodass insbesondere bei Osteoporose ohne Frakturen zunächst die Beobachtung des Verlaufs ausreicht.

WUSSTEN SIE DAS?
Osteogenesis imperfecta, die Glasknochenkrankheit, tritt bei einer von 20 000 Geburten auf. Je nach Schweregrad begegnen wir schwersten Skelettanomalien im Kindesalter bis hin zu unkomplizierten und scheinbar typischen Osteoporose-Bildern. Neben dem Knochen kann es auch zu anderen Schädigungen kommen: blaue Skleren (bläuliche Färbung der Lederhaut des Auges), Zahnanomalien, Taubheit, Herzklappen-Fehlbildungen oder Nierensteine.

DIE GLASKNOCHENKRANKHEIT – LEICHT ZU ÜBERSEHEN!

Bei jeder schweren Osteoporose im frühen Kindes- bzw. Jugendalter muss geklärt werden, ob eventuell eine erbliche Form, die **Glasknochenkrankheit**, auch als Osteogenesis imperfecta (OI) bezeichnet, vorliegt. Gründliche Familienbefragung und eingehende körperliche Untersuchung sind die wichtigsten diagnostischen Maßnahmen. Die Wirbelsäule zeigt in diesen Fällen häufig schwere Veränderungen, Knochenbrüche treten bei den jüngeren Patienten vor allem an den Extremitäten auf. Der Krankheit liegen ganz **unterschiedliche Gendefekte** der Kollagenproduktion zugrunde. Wenn auch nur eine einzige Aminosäure des Kollagenmoleküls falsch eingebaut ist, kann es zu einer minderwertigen Qualität des Knochengewebes führen.

WIE DIE GLASKNOCHENKRANKHEIT ZU BEHANDELN IST

Die Therapie der Wahl ist heute die früh einsetzende Behandlung mit modernen *Bisphosphonaten*. Eine entsprechende Behandlung über mehr als drei Jahre zeigt eine eindrucksvolle Besserung der Krankheitsbildes:

- Zunahme der Knochendichte,
- Verbesserung der Knochenqualität,
- Abnahme der Beschwerden (Knochenschmerzen),
- drastische Abnahme der Frakturrate (vor der Therapie teilweise bis zu zwölf Frakturen pro Jahr!),
- eine gleichzeitige Therapie mit Vitamin D plus Kalzium verbessert die Mineralisation des neuen Knochens. Nebenwirkungen wie Wachstumsstörungen oder Langzeitnebenwirkungen wurden nicht beobachtet.

OSTEOPOROSE BEI MÄNNERN

Noch vor wenigen Jahren wurde die Osteoporose als eine typische Erkrankung der »Frau über 50« angesehen. Männer sind in der Tat weitaus weniger betroffen. Dennoch entfallen in der Statistik inzwischen 20 Prozent aller diagnostizierten Osteoporosen auf Männer.

Bei den **Risikofaktoren** der Osteoporose des Mannes dominieren Kortisontherapie, starkes Rauchen, hoher Alkoholkonsum, Hypogonadismus (Unterfunktion der Keimdrüsen), Hyperthyreose (Schilddrüsenüberfunktion), Lebererkrankungen und angeborene Erkrankungen des Kollagenstoffwechsels (Glasknochenkrankheit). Bei jeder ungewöhnlichen Osteoporose des Mannes sollte stets eine bösartige Blutkrankheit mittels Blutbild ausgeschlossen werden.

Die häufigste Ursache der Osteoporose des Mannes ist aber mit 30 Prozent ein länger bestehender **Testosteronmangel.** Eine Blutuntersuchung mit Bestimmung des erniedrigten Testosteronspiegels ist nötig, da diese Patienten gelegentlich eine normale Sexualfunktion und normal große Hoden aufweisen.

AUCH MÄNNER WERDEN OPFER!
Osteoporose trifft auch Männer – nur etwa zehn bis 15 Jahre später. Die drei größten Risikofaktoren sind: Rauchen, Alkohol und niedriger Testosteronspiegel.

WORIN UNTERSCHEIDEN SICH DIE KNOCHEN VON MANN UND FRAU?

Der entscheidende Unterschied der Knochensituation zwischen Mann und Frau liegt in der **maximalen Knochendichte** und in der weiblichen Menopause. Der junge Mann hat, bedingt durch seinen Körperbau und eine meist höhere Kalziumaufnahme, eine größere maximale Knochenmasse, die ungefähr um 25 Prozent höher liegt als bei der jungen Frau.

Dazu trägt auch die Neigung vieler jungen Frauen zu kalorienarmen Schlankheitskuren mit tendenziell niedrigem Kalziumgehalt bei. Auch der altersbedingte Knochenschwund nach dem 30. Lebensjahr verläuft bei Männern langsamer als bei Frauen: pro Jahr 0,3 Prozent Knochenverlust beim Mann und 0,5 Prozent bei der Frau. Der Mann wird also sowohl durch die höhere maximale Knochenmasse wie durch einen späteren und geringeren altersbedingten Knochenschwund vor Frakturen geschützt.

Bei Männern fällt der Testosteronspiegel im Alter nur langsam ab, sodass es eine »**männliche Menopause**« mit abruptem Abfall des Sexualhormons nicht gibt. Frauen verlieren in ihrem Leben bis zu 40 Prozent ihres spongiösen Knochens, Männer dagegen nur 14 Prozent.

Die geringere Häufigkeit der Osteoporose bei Männern kann also zurückgeführt werden auf

- eine höhere Spitzenknochenmasse zum Zeitpunkt der Skelettreife,
- eine geringere Knochenverlustrate im weiteren Leben,
- das Fehlen einer hormonell bedingten Ursache (fehlende Menopause),
- eine geringere Lebenserwartung.

Um die Osteoporose des Mannes zu vermeiden, müssen vor allem ein Kalzium- und Vitamin-D-Mangel sowie ein Testosteronmangel ausgeglichen werden. Testosteron kann einfach im Blut gemessen und bei erniedrigten Werten über Pflaster, Gel oder intramuskuläre Injektionen ausgeglichen werden. Wir empfehlen folgenden **Plan zur Verhütung der Osteoporose beim Mann:**

- Nehmen Sie täglich 1000 bis 1500 mg Kalzium und 1000 IE Vitamin D.
- Wichtig ist regelmäßige körperliche Aktivität mit Wirbelsäulengymnastik.
- Stellen Sie Rauchen und übermäßigen Alkohol- und Koffeingenuss konsequent ein!
- Messen Sie beim Nachlassen der Sexualfunktion den Testosteronspiegel im Blut und erhöhen Sie ihn bei Mangel.
- Meiden Sie möglichst Medikamente, die zu den »Knochenräubern« gehören.
- Führen Sie DXA-Kontrollen in jährlichen Abständen durch. Falls trotz dieser präventiven Maßnahmen die Knochenmasse weiter abnimmt, folgt der konsequente Einsatz eines Aminobisphosphonates in Kombination mit Kalzium/Vitamin-D-Zufuhr. Als einziges Bisphosphonat ist bei der Osteoporose des Mannes Fosamax® zugelassen.

Rechte Seite: Osteoporose ist auch für Männer ein Thema – sie sollten ebenso an ausreichende und regelmäßige Bewegung denken!

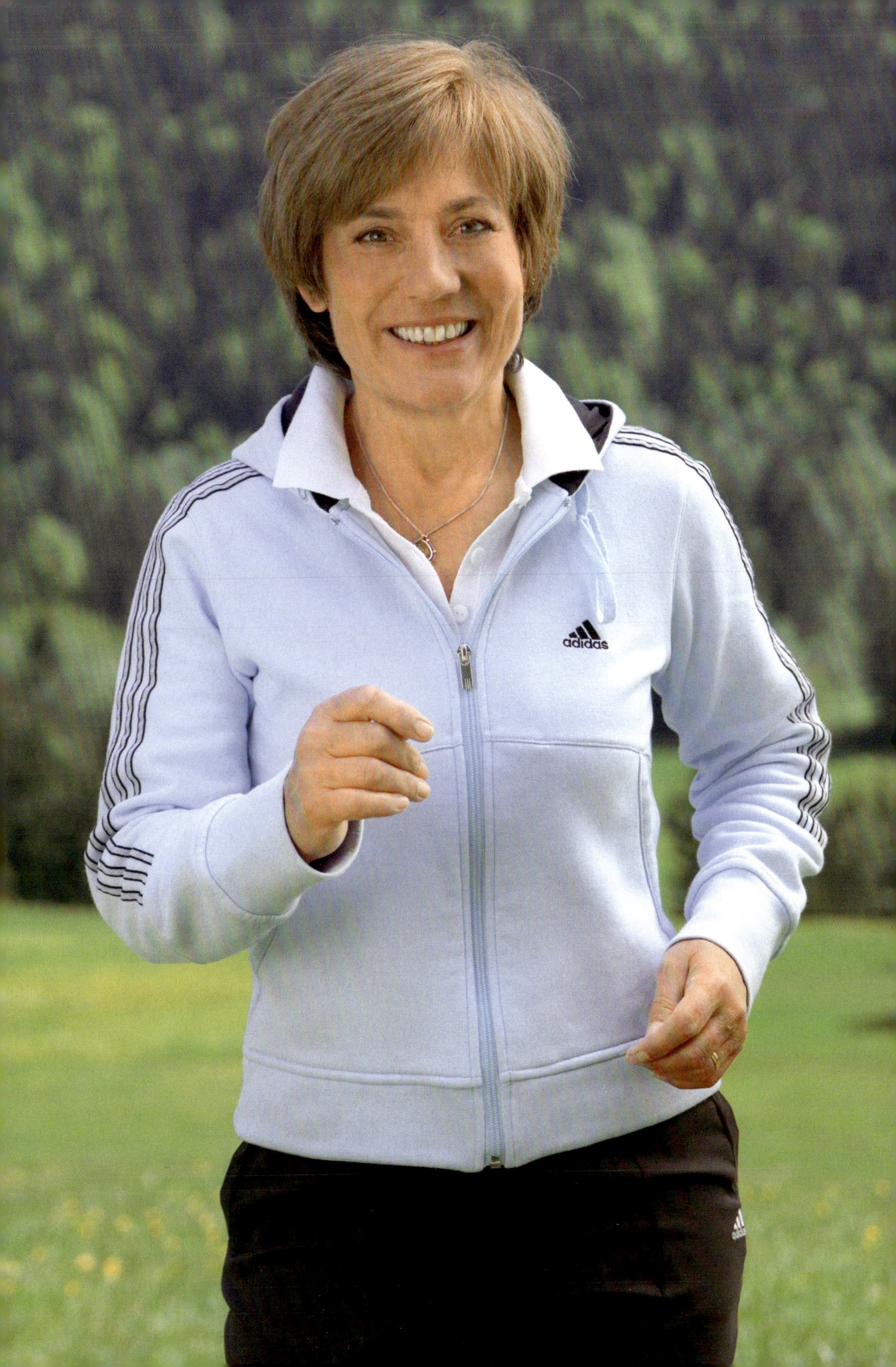
adidas

IM GESPRÄCH:
BISPHOSPHONATE IN DER PRAXIS

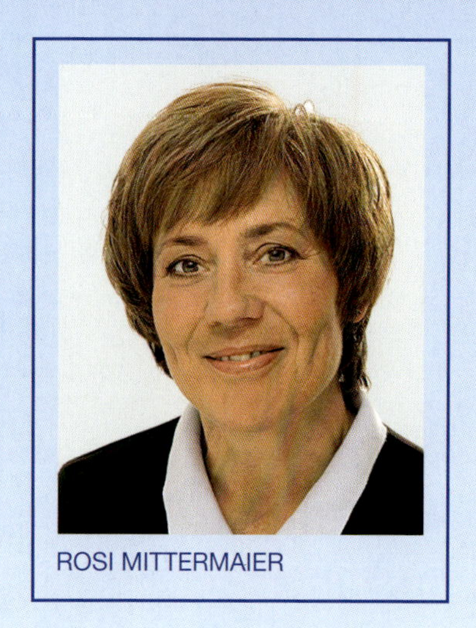
ROSI MITTERMAIER

MITTERMAIER: Herr Prof. Bartl, was muss ich mir unter dem Namen »Bisphosphonate« vorstellen? Warum sind sie eigentlich so erfolgreich in der Behandlung der Osteoporose?

PROF. BARTL: Unter dem Namen »Bisphosphonate« wird eine Gruppe von Wirkstoffen zusammengefasst, die zwei ganz wichtige Eigenschaften haben: Sie sind knochenspezifisch und lagern sich ausschließlich auf der Knochenoberfläche ab. Und sie hemmen gezielt die Aktivität der knochenabbauenden Zellen, der so genannten »Osteoklasten«.

Mit diesen beiden Eigenschaften sind die Bisphosphonate die idealen Medikamente, um den Knochenschwund zu verhüten oder zu behandeln.

MITTERMAIER: Es gibt verschiedene Bisphosphonate – sind alle gleich?

PROF. BARTL: Je nach chemischer Zusammensetzung haben wir heute sehr unterschiedliche Formen zur Verfügung. Die modernen Bisphosphonate haben alle ein Stickstoffatom eingebaut und sind dadurch bis zu 20 000-mal wirksamer als die ersten Entwicklungen. Damit können wir die Bisphosphonate auch in sehr niedrigen Dosen verabreichen.

MITTERMAIER: Gibt es Vorschriften für die Einnahme von Bisphosphonat-Tabletten? Was muss man dabei beachten?

PROF. BARTL: Der einzige Nachteil der Bisphosphonate besteht darin, dass das Medikament schlecht resorbiert wird: Nur etwa ein Prozent der Tablette wird im Darm aufgenommen. Die heute verwendeten Bisphosphonate sind aber so wirksam, dass dieses eine Prozent völlig ausreicht.

Wir hatten noch ein Problem zu meistern: Die Tablette muss völlig nüchtern eingenommen werden und nur mit reichlich Leitungswasser. Zusammen mit der Nahrung oder auch nur mit Kaffee oder einem anderen Medikament würde das Bisphosphonat eine feste Verbindung eingehen und wirkungslos werden.

Die Bisphosphonate dürfen auch nicht aus dem Magen mit der Magensäure zurück in die Speiseröhre gelangen, sonst könnte die Schleimhaut geschädigt werden. Deshalb muss die Tablette im Stehen oder Sitzen eingenommen werden. Nach einer halben Stunde ist die Tablette dann resorbiert und der Patient kann problemlos frühstücken. Patienten mit einer Entzündung der Speiseröhre sollten von Anfang an auf eine intravenöse Gabe von Bisphosphonaten (Injektion) eingestellt werden. Um diese Nachteile bei der Einnahme zu minimieren, wurde die »Wochentablette« eingeführt. Sie wird von den Patienten sehr gut angenommen und vertragen.

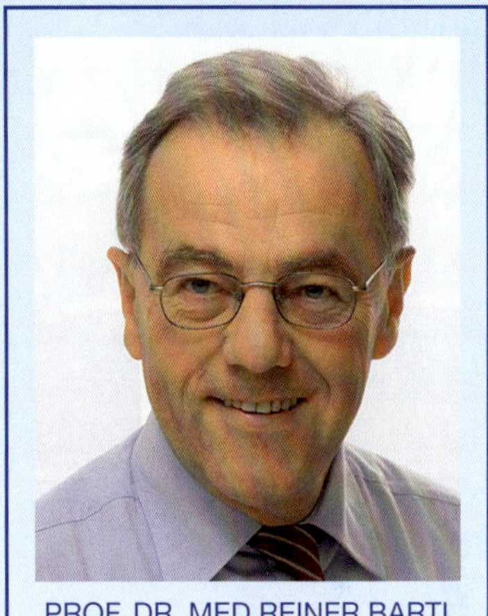

PROF. DR. MED.REINER BARTL

MITTERMAIER: Ist eine zusätzliche Gabe von Kalzium und Vitamin D bei der Einnahme von Bisphosphonaten sinnvoll?

PROF. BARTL: Die Gabe dieser beiden Substanzen ist nicht nur sinnvoll, sondern absolut nötig. Nur bitte nicht gleichzeitig mit der Bisphosphonat-Tablette einnehmen. Erst mit einer ausreichenden Kalziumzufuhr und Vitamin-D-Gabe kann das Bisphosphonat optimal wirken und den Knochen aufbauen. Wichtig ist die tägliche Gabe von etwa 800 bis 1000 IE Vitamin D im Winter wie im Sommer. Es gibt inzwischen Bisphosphonat-Wochentabletten, bei denen kostenlos Vitamin-D- bzw. Kalziumtabletten beigefügt sind – eine gute Idee!

MITTERMAIER: Wie lange können Bisphosphonate gegeben werden? Ich habe gehört, man darf sie maximal fünf Jahre lang einnehmen.

PROF. BARTL: Eine wichtige Frage, die von vielen meiner Kollegen immer noch falsch beantwortet wird. Im Durchschnitt reicht es aus, Bisphosphonat zwei bis vier Jahre lang zu geben. Jährliche Kontrollen der Knochendichte lassen erkennen, wann eine Pause gemacht werden kann. Es gibt definitiv keine Beschränkung der Einnahmedauer. Die Dauer richtet sich ausschließlich nach dem klinischen Befund und der Knochendichtemessung.

CHECKLISTE FÜR EINE OPTIMALE VORSORGE UND BEHANDLUNG

Die beste **Osteoporose-Vorsorge** beginnt bereits in der Kindheit und umfasst

- eine »knochenbewusste« Ernährung, v.a. eine ausreichende Zufuhr von Kalzium und Vitamin D (»1000er-Regel«),
- einen »knochenbewussten« Lebensstil,
- viel und abwechslungsreiche Bewegung.

Ab 40 Jahren sollten Sie im Falle bestehender Risikofaktoren Ihr Kapital Knochen mittels DXA-Knochendichtemessung und einer gründlichen ärztlichen Untersuchung überprüfen lassen.

Haben Sie osteoporotische Messwerte oder bereits Frakturen erlitten, bieten sich folgende **Behandlungsmethoden** an:

- Hormonersatztherapie nach den Wechseljahren (nur unter bestimmten Bedingungen und nach eingehender Besprechung mit Ihrem Arzt indiziert),
- hochwirksame Aminobisphosphonate mit Kalzium/Vitamin-D-Zufuhr in Tablettenform (»Goldstandard«),
- als Alternative zum Bisphosphonat: die Medikamente Raloxifen bzw. Strontiumranelat oder
- eine knochenaufbauende Therapie mit dem Medikament Teriparatid (bei schweren Osteoporosen mit Frakturen zugelassen).

Heute ist jede Osteoporose vermeidbar, im frühen Stadium heilbar und im Frakturstadium zu stabilisieren, immer vorausgesetzt, dass Sie selbst sich für die Gesundheit Ihrer Knochen einsetzen. Vorbeugen ist besser, als den Komplikationen hinterherzulaufen.

Und zum Abschluss eine Bitte: Machen Sie keine großen Pläne für die Zukunft, sondern fangen Sie noch heute an, konsequent knochenbewusst zu denken und zu leben. Ihre Knochen werden es Ihnen danken!

QUIZ – TESTEN SIE IHRE KENNTNISSE!

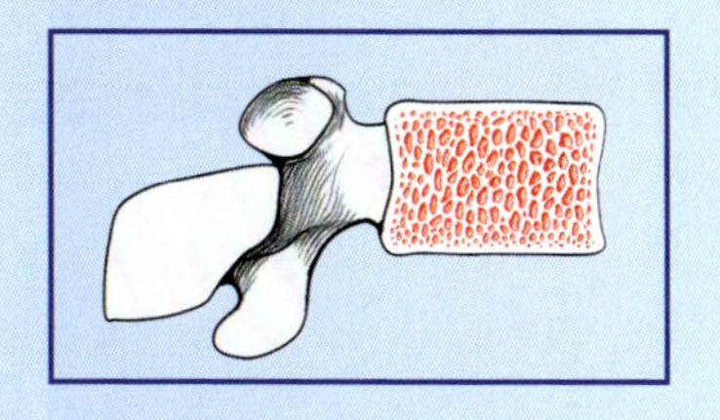

Wahr (W) oder falsch (F)

Machen Sie einen Kreis um die zutreffende Antwort. Die Antworten erscheinen im Anhang dieses Buches auf Seite 143.

1. Es gibt keinen Zusammenhang zwischen Diät und Knochengesundheit.	W	F
2. Grünes Blattgemüse ist eine gute Nährstoffquelle für den Knochenaufbau wie zum Beispiel Kalzium und Vitamin K.	W	F
3. Cola-Getränke sind besonders schlecht für die Gesundheit der Knochen.	W	F
4. Man sollte niemals Kalzium ohne Magnesium einnehmen.	W	F
5. Beinahe 100 Prozent der Kalziummenge im Körper sind in den Knochen gesammelt.	W	F
6. Beim Sonnenbad wird im Körper Vitamin D produziert.	W	F
7. Die Entstehung von Osteoporose beginnt erst nach dem 50. Lebensjahr.	W	F
8. Auch Männer und Kinder können Osteoporose bekommen.	W	F
9. Das erste Zeichen dieser Krankheit ist oft eine Knochenfraktur.	W	F
10. Es ist ungewöhnlich, dass Osteoporose eine Wirbelfraktur verursacht.	W	F
11. Man kann dieser Krankheit vorbeugen, selbst wenn die eigene Mutter Osteoporose hat.	W	F
12. Die drei am häufigsten von Frakturen betroffenen Stellen sind Wirbelsäule, Hüfte und Handgelenk.	W	F
13. Rauchen in großen Mengen erhöht nicht das Risiko der Entstehung von Osteoporose.	W	F
14. Knochen sind ein lebendiges Gewebe, das sich laufend regeneriert.	W	F

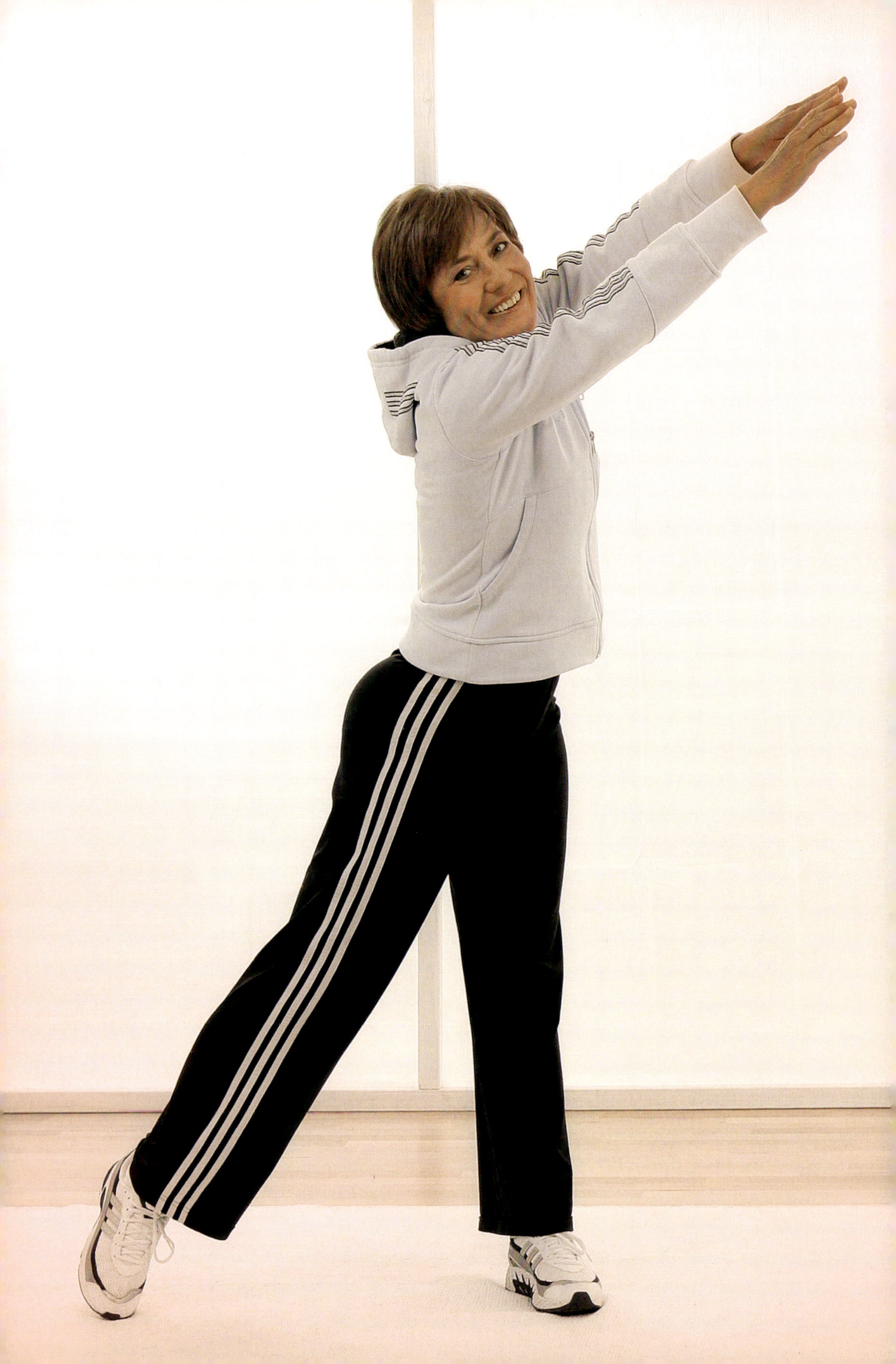

4

BEWEGUNG IST ALLES

ÜBEN SIE MIT ROSI MITTERMAIER

BEWEGEN SIE SICH VIEL UND REGELMÄSSIG!

Im folgenden Praxisteil stellen wir Ihnen ein dreiteiliges Bewegungsprogramm vor und möchten Sie zu einem regelmäßigen Training motivieren. Es ist erwiesen, dass Bewegung dabei helfen kann, den Knochenabbau zu stoppen oder zumindest zu verlangsamen. Ihr Bewegungspensum muss dabei keinesfalls übertrieben sein, das **regelmäßige Training** ist entscheidend. Wenn Sie es nicht schaffen, täglich 30 Minuten zu trainieren, geben Sie nicht auf: Machen Sie lieber mehrere kurze Übungen über den Tag verteilt.

GEEIGNETE SPORTARTEN BEI OSTEOPOROSE

Es ist nie zu spät, mit Sport anzufangen! Beginnen Sie langsam und steigern Sie sich von Mal zu Mal. Wählen Sie aus der Vielfalt der Möglichkeiten diejenigen aus, die Ihnen auch Spaß machen. Zum Einstieg eignen sich vor allem **Ausdauersportarten**, wie zum Beispiel Radfahren, Schwimmen, Wasser-Gymnastik, Jogging, Wandern, Walking (zügiges Gehen), Nordic Walking (zügiges Gehen mit Stöcken), Gymnastik oder auch Tanzen.
Wenn Sie gezielt etwas gegen Osteoporose tun wollen, sollten Sie neben der kompletten Rumpfmuskulatur auch Ihre Bein- und Armmuskulatur kräftigen. Spezielle Wirbelsäulengymnastik, Krankengymnastik oder gezieltes Krafttraining stärken Muskulatur und Knochen. Sportvereine, Fitnessstudios oder Volkshochschulen bieten heute eine Fülle von Möglichkeiten – fragen Sie Ihren Arzt, was für Sie am besten geeignet ist.

WARUM SPEZIELLE KRÄFTIGUNGSÜBUNGEN?

Durch die osteoporosebedingte Entkalkung kommt es besonders häufig zu Bandscheibenschäden und Wirbeldeformierungen. Die Folge sind eine schlechte Körperhaltung (Rundrücken) sowie Verspannungen der Muskeln und Rückenschmerzen. Wenn Sie die **Rumpfmuskulatur** gezielt stärken, können Fehlhaltung korrigiert und Schmerzen gelindert werden. Versuchen Sie neben gezielten Übungen auch **im Alltag auf eine richtige Körperhaltung** zu achten:

- Verteilen Sie beim Tragen von **Einkaufstaschen** die Last gleichmäßig auf beide Arme.
- Achten Sie beim **Putzen** oder Staubsaugen auf eine gerade Körperhaltung.
- Passen Sie die **Höhe der Arbeitsflächen** v.a. in der Küche so an, dass Sie sich nicht bücken müssen, sondern aufrecht stehen können.
- **Sitzen Sie möglichst aufrecht** – und wechseln Sie immer wieder die Haltung.

FÜR JEDEN DAS RICHTIGE

Level 1 – anspruchsvoll
Übungsprogramm zur Vorbeugung von Osteoporose

Level 2 – mittel
Übungsprogramm bei leichten Osteoporose-Symptomen

Level 3 – leicht
Übungsprogramm bei starken Osteoporose-Symptomen

DAS DREITEILIGE ÜBUNGSPROGRAMM MIT ROSI MITTERMAIER

Auf den folgenden Seiten hat Rosi Mittermaier aus der nahezu unendlichen Zahl von Übungen die ausgewählt, die sich für Osteoporose-Patienten besonders gut eignen. Natürlich gibt es Personen, die weniger oder mehr vom Knochenabbau betroffen sind. Daher ist das Übungsprogramm in **drei Schwierigkeitsgrade** unterteilt – in sehr einfache, mittelschwere und anspruchsvollere Levels (siehe Kasten). Bei allen Schwierigkeitsgraden stehen immer die gleichen wichtigen Aspekte im Vordergrund: die Kräftigung ganz bestimmter Körperpartien, der Gleichgewichtssinn und die Ausdauer.

STURZRISIKO SENKEN

- Vorsicht bei **Stolperfallen** wie Teppich, Elektrokabel oder Haustieren!
- Statten Sie **Treppen** mit rutschsicheren Belägen aus.
- Hilfreich sind **Haltegriffe** sowie rutschsichere Matten in Badewanne und Dusche.
- Achten Sie auf **feste Schuhe** mit sicherem Stand, tragen Sie bei Glatteis zusätzlich Schneeketten oder Spikes.
- Sorgen Sie für ausreichend **helles Licht** in allen Räumen.
- Auch Gehör und Sehkraft sind wichtig, um Stürze zu vermeiden.
- Verzichten Sie möglichst auf Schlaf- und Beruhigungsmittel.

DIE KRÄFTIGUNGSÜBUNGEN

Hierbei sollen immer spezielle **Muskelpartien** oder **Knochen** gestärkt und damit aufgebaut werden. Zieht sich ein Muskel zusammen, kommt es auch am Knochen zu einem Zug und der Knochenstoffwechsel gerät in Aktion. Die speziellen Kräftigungsübungen erlauben es, die Intensität des Krafteinsatzes und damit den Zug des Muskels am Knochen optimal zu dosieren.

Wer gesunde, kräftige Knochen hat, braucht intensivere Übungen, um seine Knochenmasse und -dichte zu erhalten. Wer bereits Osteoporose hat, möglicherweise auch Schmerzen, macht eher einfache Übungen, um Muskulatur, Sehnen und Knochen nicht zu überlasten oder gar zu gefährden. Es kommt immer auf die richtige Dosis an!

SCHULUNG DES GLEICHGEWICHTSSINNS

Ein weiterer wichtiger Bereich des Bewegungsprogramms ist das Gleichgewichtstraining. Wenn Sie einen guten Gleichgewichtssinn haben, fallen Sie nicht so leicht, mögliche **Knochenbrüche bleiben aus.**

Mit dem Gleichgewichtssinn verhält es sich genauso wie mit der Kraft oder der Ausdauer: Er wird mit dem Alter schwächer! Der Unterschied besteht allerdings darin, dass wir diese Schwächung lange gar nicht wahrnehmen. Dabei ist es einfach, das Gleichgewicht zu trainieren. Beachten Sie auch unsere Tipps, wie Sie im Alltag das Sturzrisiko vermindern können.

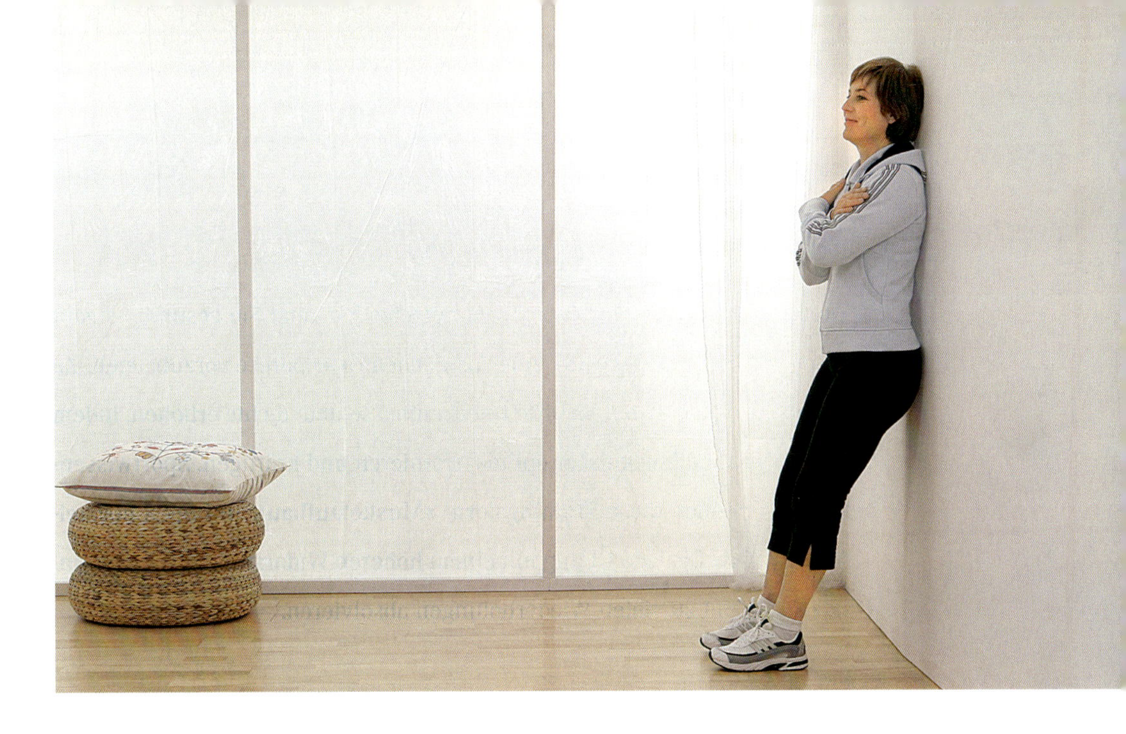

AUSDAUERTRAINING MIT NORDIC WALKING

Nehmen Sie sich regelmäßig Zeit für ein leichtes Übungsprogramm.

Übungen zum Training der Ausdauer sind optimal zur Vorbeugung und Therapie von Osteoporose – Nordic Walking ist hier genau richtig. Der entscheidende Faktor: Ihr Körper muss ständig gegen die Schwerkraft arbeiten. Je intensiver die **Schwerkraft** auf einen Knochen einwirkt, desto stabiler wird er. Das Fehlen der Schwerkraft führt zu einer dramatischen Abnahme der Knochenstabilität – Astronauten sind das beste Beispiel.

Damit Sie den gesundheitlichen Nutzen des **Nordic Walking** voll ausnutzen können, kommt es wieder auf die richtige Dosierung an. Dabei ist die Herzfrequenz von entscheidender Bedeutung. Wie Sie Ihre Herzfrequenz als optimales Instrument zur Belastungsdosierung einsetzen, erlernen Sie am besten in einem Kurs, oder Sie kaufen sich ein Buch bzw. eine DVD. Sie werden die richtige Technik schnell beherrschen.

Im vorgestellten Bewegungsprogramm sind keine Übungen zur Verbesserung der Schnelligkeit enthalten. In der Sportmedizin besteht Einigkeit, dass Schnelligkeit keine gesundheitliche Bedeutung hat und daher in der Therapie und Vorbeugung von Osteoporose nicht trainiert werden sollte.

LEVEL 1

ANSPRUCHSVOLL

ÜBUNGSPROGRAMM ZUR VORBEUGUNG

Wenn Sie sich für dieses Programm entscheiden, sind Sie gesund! Es geht Ihnen in erster Linie darum, einer möglichen Osteoporose vorzubeugen. Zu diesem Zweck möchten Sie Ihre Knochenmasse und -dichte erhöhen, indem Sie die gesamte Muskulatur optimal trainieren und kräftigen. Sportwissenschaftler nennen diese Trainingsform »**Muskelaufbautraining**«. Entscheidend ist, dass Sie jede Übung mit einem höheren Widerstand bzw. Krafteinsatz und nicht zu vielen Wiederholungen absolvieren.

ABLAUF DER ÜBUNGEN BEI LEVEL 1

So sollten Sie die Übungen ausführen:

- Ideal sind **2 bis 3** regelmäßige Übungseinheiten pro Woche.
- Jede der 10 Übungen sollte mindestens **einmal pro Woche** drankommen, muss aber nicht jeden Tag trainiert werden.
- Pro Übung führen Sie **3 (bis 5) Blöcke** à 8 (bis 15) Wiederholungen aus, dazwischen sollten Sie immer 1 bis 2 Minuten Pause machen.
- Bevor die nächste Übung losgeht, machen Sie eine 2-minütige **Erholungspause**.
- Der **Ablauf einer Übung** sieht dann so aus:
  8- bis 15-mal die Übung,
  1 bis 2 Minuten Pause,
  8- bis 15-mal die Übung,
  1 bis 2 Minuten Pause,
  8- bis 15-mal die Übung,
  2 Minuten lange Erholungspause,
  nächste Übung ...

MUSKELAUFBAU UND AUSDAUER

Dieses Muskelaufbautraining führt zu einem größeren Muskelumfang, weil sich die Muskelfasern verdicken. Ihre Kraft nimmt insgesamt zu und gleichzeitig verbessern sich Ihre Knochenmasse und -dichte.

Zusätzlich zu diesen Kräftigungsübungen kommt dann noch Ihr **Ausdauertraining**, d.h. Nordic Walking oder eine andere Sportart, hinzu. Auch hier sind zwei bis drei Trainingseinheiten in der Woche mit mindestens 30 Minuten wünschenswert. Es kann sein, dass Ihnen diese Vorschläge sehr zeitaufwändig vorkommen. Allerdings handelt es sich hierbei in etwa um den Trainingsumfang pro Woche, den Sportmediziner als optimal zur Vorbeugung empfehlen. Sie werden zwar schon mit weniger Trainingsaufwand eine Verbesserung Ihrer Leistungsfähigkeit spüren, den vollen Nutzen für Ihre Gesundheit erreichen Sie aber erst mit dem empfohlenen Pensum. Welche Ausdauersportart Sie wählen, ist dabei egal – Walken, Tanzen, Laufen, Schwimmen, Radfahren oder anderes. Sie können getrost auch zwischen verschiedenen Sportarten wechseln.

WICHTIG FÜR ALLE ÜBUNGEN

Für dieses Übungsprogramm – wie auch für die anderen zwei Levels – gelten folgende wichtige Übungsprinzipien:

1. Achten Sie bei der Übungsausführung darauf, dass die Muskelgruppe, die Sie gerade trainieren, **immer unter Spannung** bleibt. Setzen Sie nicht ab!
2. Absolvieren Sie alle Übungen **langsam**. Zählen Sie »21, 22, ...«!
3. Holen Sie **nie Schwung** und vermeiden Sie ruckhafte Bewegungen!
4. Halten Sie nicht den **Atem** an. Vermeiden Sie eine Pressatmung.
5. Achten Sie immer auf eine **korrekte Ausgangsstellung**!

ÜBUNG 1 – VIERFÜSSLERSTAND

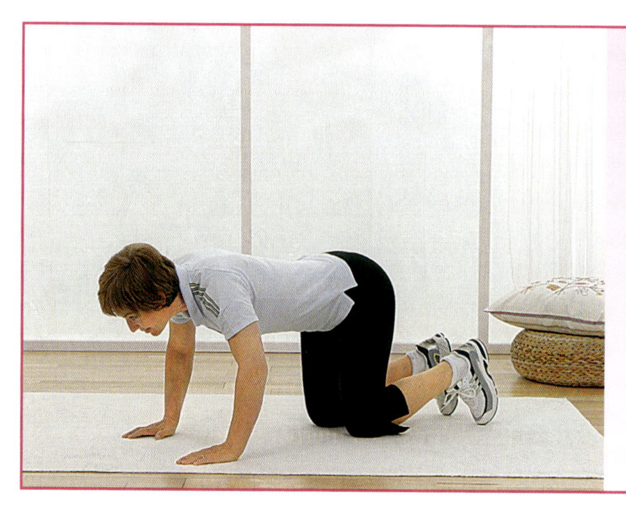

Ausgangsstellung

Knien Sie sich im Vierfüßlerstand auf den Boden. Ziehen Sie die Bauchdecke leicht ein und atmen Sie gleichmäßig weiter.

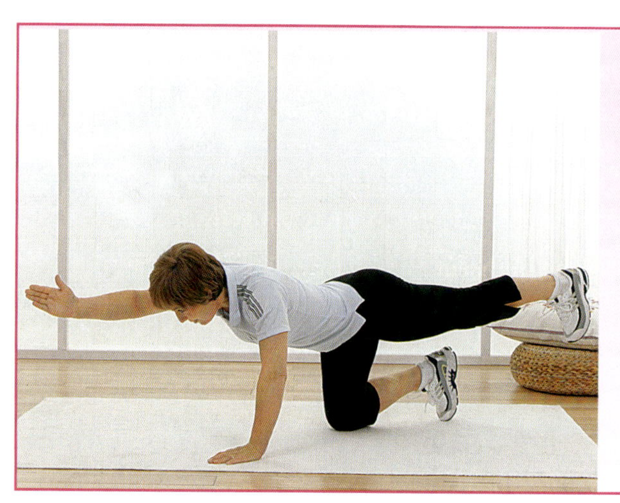

Arm und Bein diagonal heben

Heben Sie das linke Bein und den rechten Arm waagerecht hoch. Finden Sie Ihre Balance und halten Sie diese 20 bis 30 Sekunden, dann die andere Seite.

VARIANTE: Der Vierfüßlerstand stärkt Bauch- und Rückenmuskulatur und verbessert zugleich Ihren Gleichgewichtssinn. Sie können die Übung schwieriger machen, indem Sie sie mit geschlossenen Augen ausführen, auf einer weichen Unterlage (z.B. Matratze) üben oder zusätzlich die Fußspitze des »Standbeins« vom Boden abheben (Kissen unter das Knie legen!).

ÜBUNG 2 – KNIEWAAGE

Ausgangsstellung

Legen Sie ein Kissen auf den Boden und knien Sie sich darauf. Stellen Sie ein Bein nach vorne auf den Boden. Halten Sie Ihre Wirbelsäule gerade und strecken Sie die Arme zur Balance zur Seite.

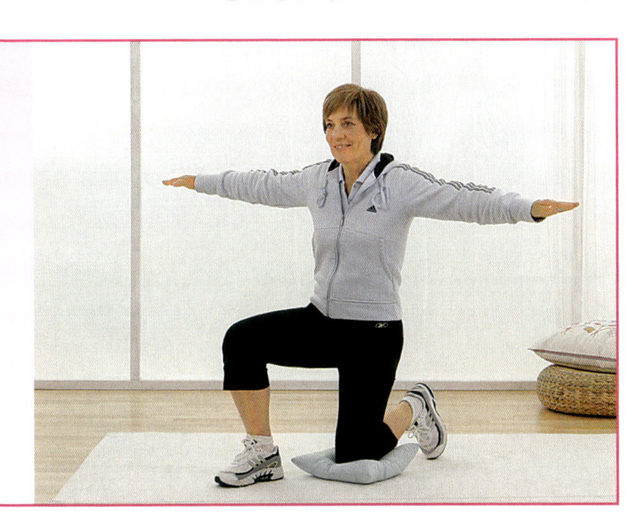

Bein/Knie anheben

Heben Sie nun das vordere Bein etwas vom Boden ab. Balancieren Sie das eigene Körpergewicht und versuchen Sie diese Stellung möglichst je 20 bis 30 Sekunden ruhig zu halten. Wechseln Sie danach die Seite.

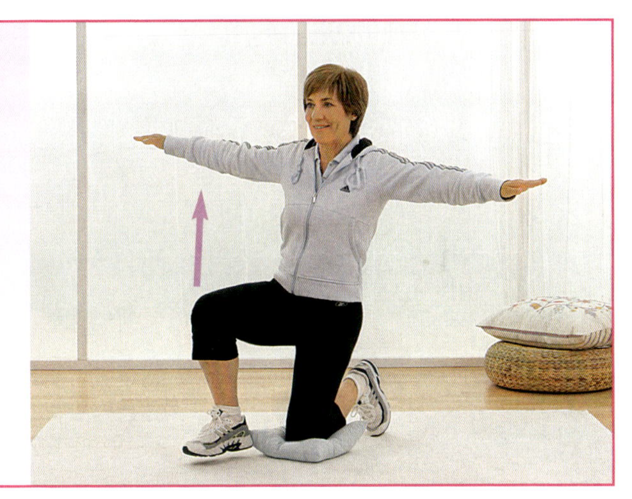

VARIANTE: Diese Übung dient wiederum der Schulung der Gleichgewichtsfähigkeit. Zur Erleichterung oder zur Sicherheit können Sie sich beispielsweise im Türrahmen mit beiden Armen abstützen. Schwieriger ist die Übung, wenn Sie die Augen schließen – es fehlt die visuelle Kontrolle. Die »innere« Wahrnehmung, auch Kinästhetik genannt, wird verstärkt.

ÜBUNG 3 – EINBEINIGE KNIEWAAGE

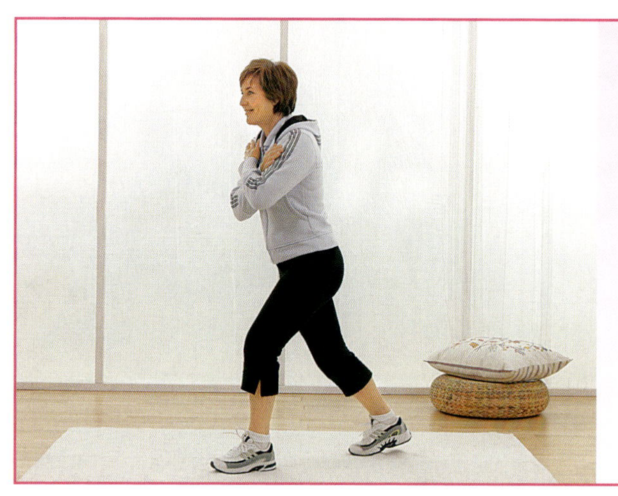

Ausgangsstellung

Ausfallschritt mit vor dem Körper gekreuzten Armen, das Körpergewicht befindet sich auf dem vorderen Bein. Auf korrekte Fußstellung achten, beide Füße nach vorne richten!

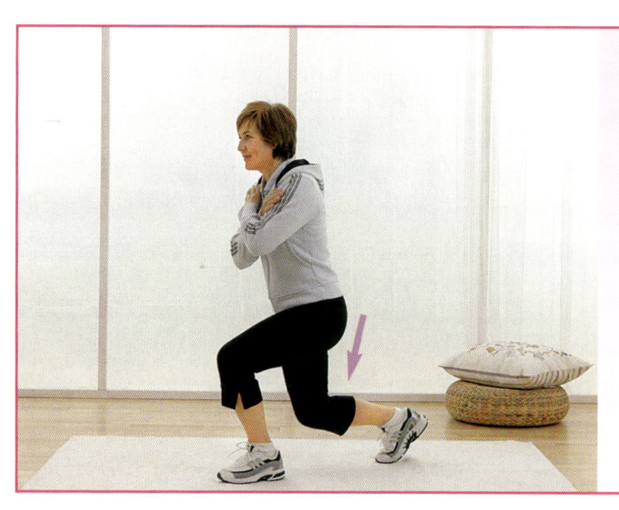

Hinteres Knie absenken

Beugen Sie nun beide Knie. Das hintere Knie beugt sich in Richtung Boden ohne ganz abzusetzen.

ACHTUNG: Die Übung kräftigt die gesamte Beinmuskulatur und ist ein gutes Gleichgewichtstraining. Absolvieren Sie die Übung mit geradem (!) Rücken. Gehen Sie langsam und gleichmäßig ins Knie, vermeiden Sie ruckartige Bewegungen. Orientieren Sie sich dazu am besten an Ihrem Atemrhythmus: Beim Ausatmen beugen, beim Einatmen strecken.

ÜBUNG 4 – BEINHEBER

Ausgangsstellung

Gehen Sie in den Unterarmstütz (kein Hohlkreuz!) und ziehen Sie die Bauchdecke leicht ein. Heben Sie nun ein Bein angewinkelt vom Boden an. Blicken Sie zum Boden, der Kopf bildet die Verlängerung der Wirbelsäule.

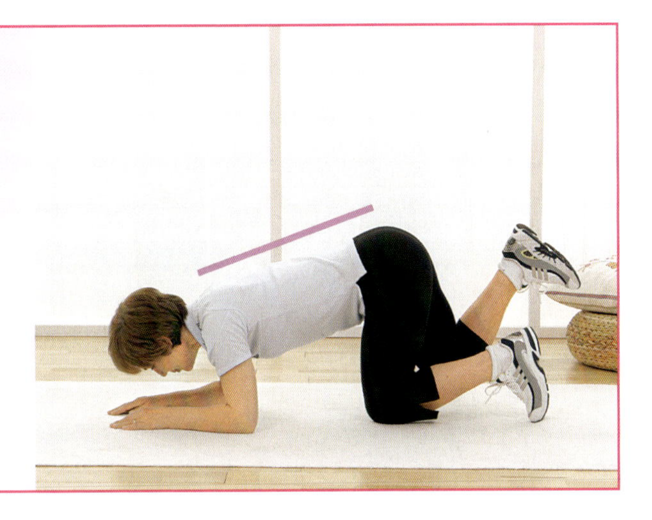

Bein nach oben heben

Führen Sie das angewinkelte Bein Richtung Decke nach oben. Oberschenkel und Rücken bilden etwa eine Linie. Die Bewegung erfolgt allein über die Streckung der Hüfte, Becken und Lendenwirbelsäule bleiben ruhig.

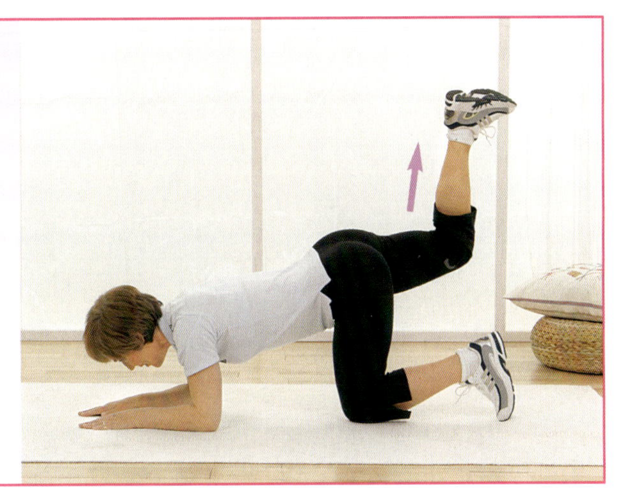

VORSICHT: Die Beinhebe-Übung trainiert vor allem die Gesäßmuskulatur, daneben wird der gesamte Rumpf bzw. Oberkörper stabilisiert. Achten Sie bei dieser Übung genau auf den Abstand von Ihrem Knie zu den beiden Ellbogen, er muss der Länge Ihres Rumpfes entsprechen. Auf diese Weise befindet sich Ihr Rücken in einer idealen Stellung.

ÜBUNG 5 – BECKENLIFT

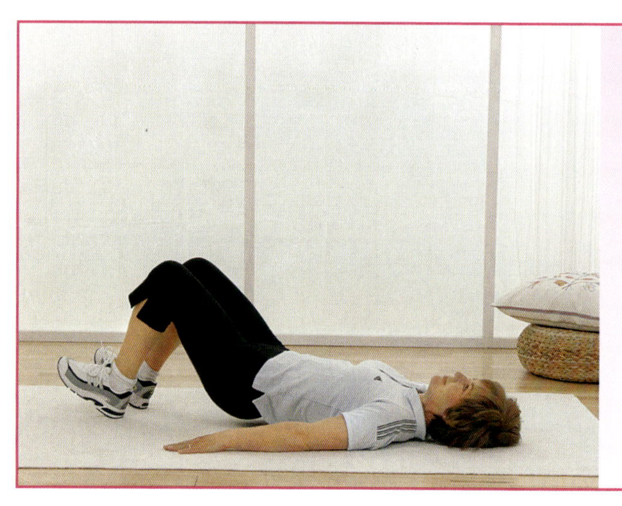

Ausgangsstellung

Legen Sie sich auf den Rücken und winkeln Sie die Beine an. Die Fersen sind am Boden aufgestellt. Drücken Sie die Hände etwas gegen den Boden und heben das Becken zuerst leicht vom Boden an.

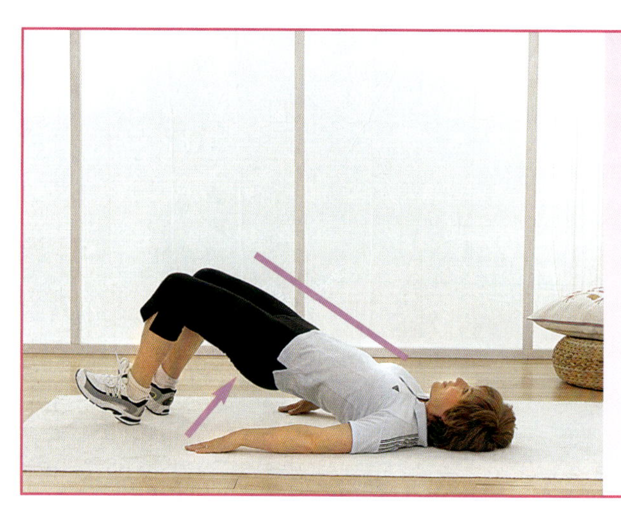

Becken anheben

Heben Sie nun das Becken weiter nach oben an, bis Ihr Rumpf und Ihr Oberschenkel eine Linie bilden. Die Wirbelsäule soll gestreckt werden. Am höchsten Punkt hat die Muskulatur der Lendenwirbelsäule ihre maximale Aktivität.

ACHTUNG: Dieser beidbeinige Beckenlift kräftigt Rücken- und Gesäßmuskulatur und stabilisiert die Lenden- bzw. untere Wirbelsäule. Vergessen Sie dabei nicht Ihre Atmung, auch wenn der Bauchbereich angespannt ist. Atmen Sie beim Hochgehen mit dem Becken gleichmäßig ein und anschließend beim Absenken langsam wieder aus.

ÜBUNG 6 – CRUNCH

Ausgangsstellung

Winkeln Sie in der Rückenlage die Beine an und drücken Sie die Fersen etwas in den Boden. Oberkörper leicht (!) anheben, Arme nach vorne schieben. Achtung: Kinn nach hinten nehmen, in ein leichtes Doppelkinn.

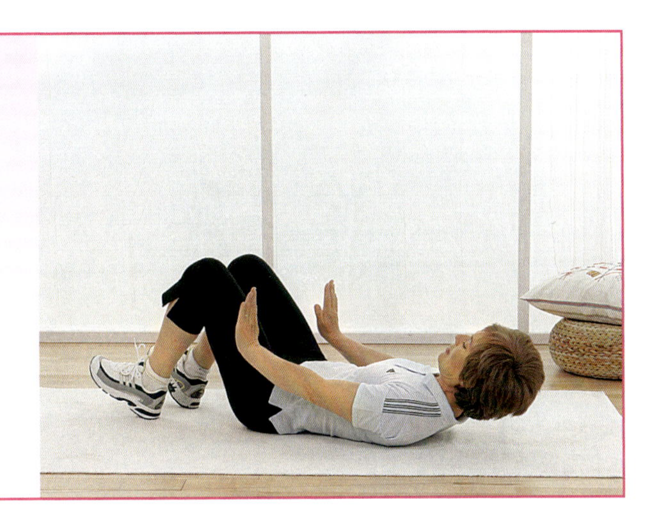

Oberkörper nach vorne

Den Oberkörper weiter nach oben anheben, bis die Schulterblätter keinen Kontakt mehr zum Boden haben. Beim Anheben ausatmen, beim Zurückgehen einatmen, die Spannung der Bauchmuskulatur konstant halten.

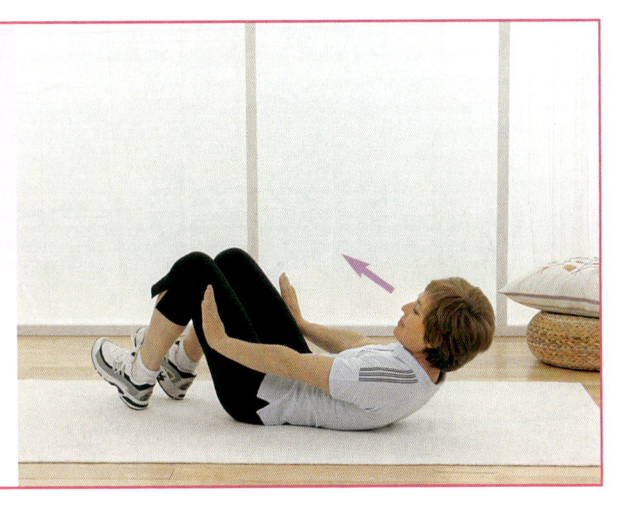

VORSICHT: Diese Übung stärkt die gerade Bauchmuskulatur und stabilisiert den Rumpf. Falls Ihnen dabei der Nacken wehtut, überprüfen Sie den Abstand von Kinn zu Brustbein – er sollte ca. eine Faustbreit betragen. Wölbt sich beim Vorgehen der Bauch, diesen zuerst nach unten drücken, dann mit hörbarem Ausatmen den Oberkörper anheben.

ÜBUNG 7 – KÄFER

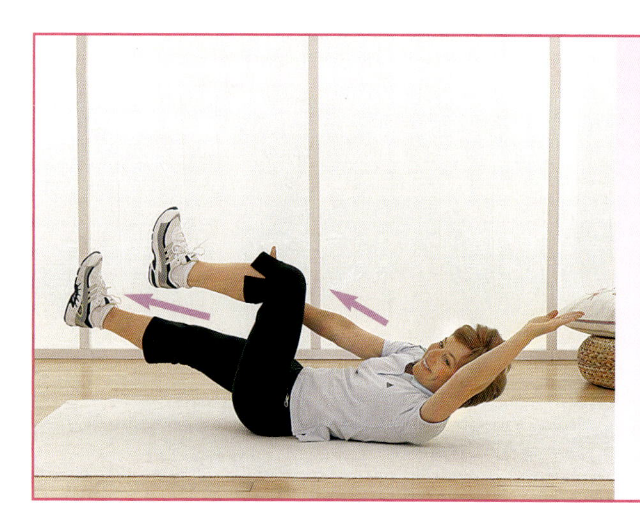

Käfer 1

Legen Sie sich zur Ausgangsstellung mit gestreckten Armen und Beinen auf den Rücken. Nun das linke Bein zum Körper ziehen, das rechte Bein nach vorne hochstrecken. Die rechte Hand geht zum linken Fuß, der linke Arm geht ausgestreckt nach hinten.

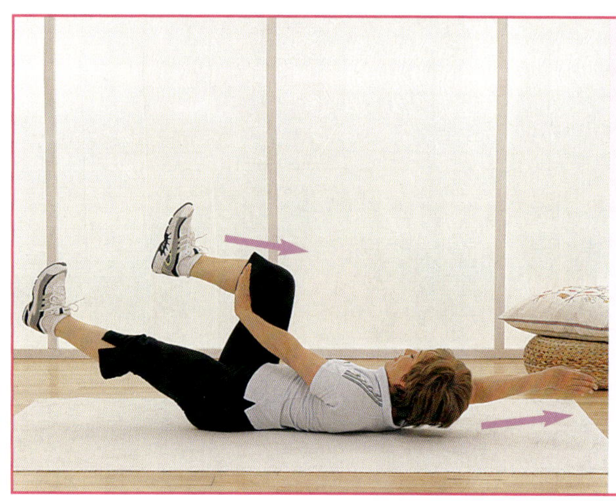

Käfer 2

Wechseln Sie die Stellung von Armen und Beinen in die diagonal entgegengesetzte Richtung – stellen Sie sich vor, in der Luft zu krabbeln. Der Oberkörper dreht immer mit der gestreckten Hand zum Fuß mit, die Lendenwirbelsäule bleibt am Boden.

ACHTUNG: Mit dem Käfer kräftigen Sie vor allem die schräge und gerade Bauchmuskulatur und stabilisieren den gesamten Oberkörper. Je weiter Sie Arme und Beine ausstrecken, desto intensiver ist die Wirkung. Um Fehlbelastungen der Wirbelgelenke zu vermeiden, muss die Lendenwirbelsäule fest und stabil am Boden aufliegen.

ÜBUNG 8 – HALBLIEGESTÜTZ

Ausgangsstellung

Knien Sie sich auf den Boden. Stützen Sie sich mit den Händen schulterbreit ab, die Finger zeigen nach vorne. Überkreuzen Sie die Füße (Kissen unter die Knie) und beugen Sie leicht Ihre Arme, den Bauch dabei etwas einziehen.

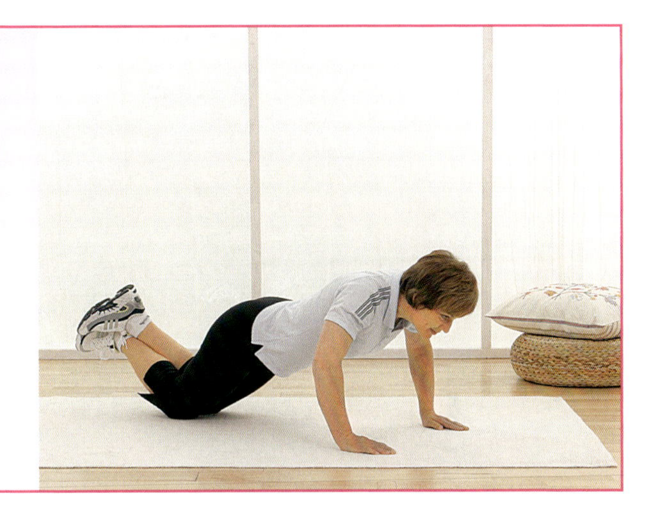

Arme beugen

Beugen Sie nun die Arme weiter, bis Ihr Körper knapp über dem Boden ist. Die Bewegung erfolgt ausschließlich über die Beugung und Streckung der Arme, Rumpf und Beine bleiben stabil. Atmen Sie beim Beugen ein, beim Strecken aus.

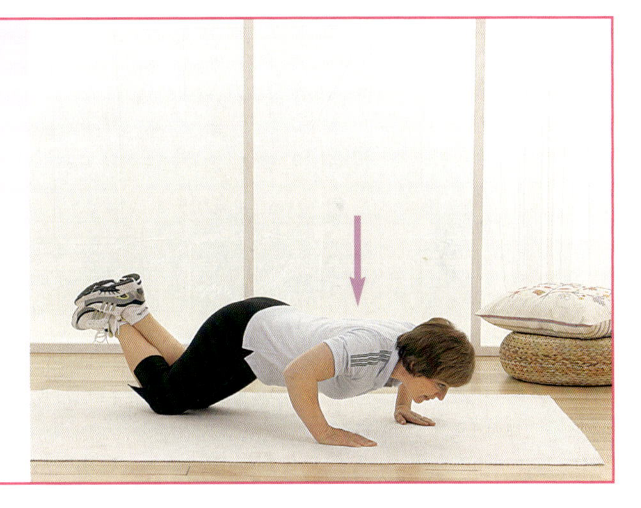

ACHTUNG: Der (Halb-)Liegestütz ist ein Klassiker unter den Gymnastikübungen und zählt zu den effektivsten Übungen zur Kräftigung der Brust- und Schultermuskulatur. Vermeiden Sie, dass beim Absenken der Arme das Gewicht nach hinten verlagert wird. Ein hilfreicher Trick dabei: Achten Sie darauf, dass Ihre Nasenspitze immer vor den Händen bleibt!

ÜBUNG 1 – NORDISCHE STÜTZWAAGE

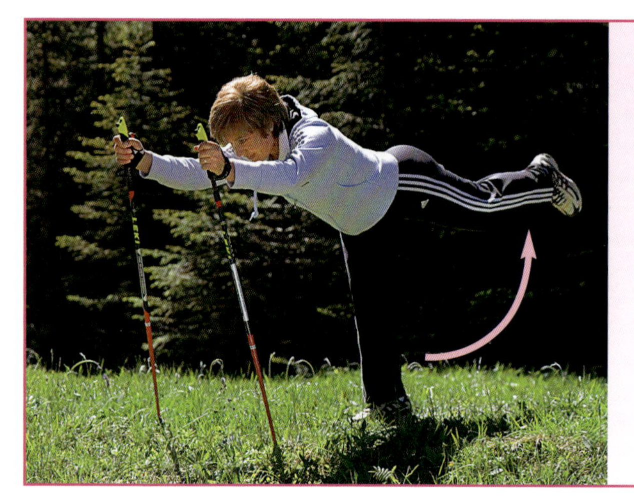

Beine abwechselnd heben

Stellen Sie zur Ausgangsstellung die Stöcke mit gestreckten Armen nach vorne auf. Neigen Sie sich nun mit dem Oberkörper nach vorne, strecken Sie abwechselnd das rechte und linke Bein nach hinten.

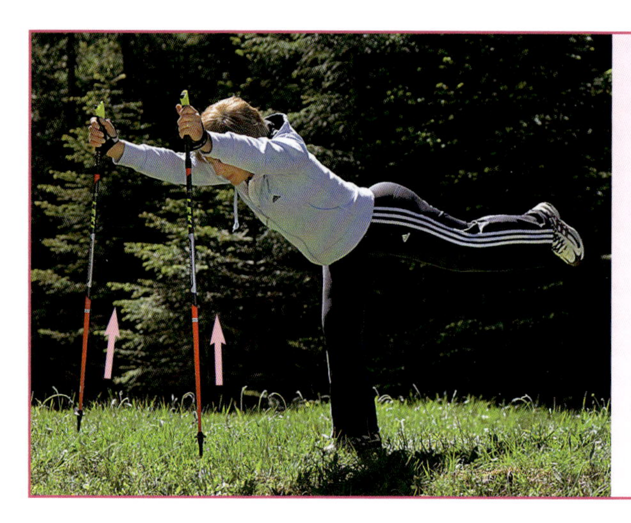

Arme heben

Wenn der gesamte Körper in der »Waage« ist, können Sie zusätzlich die Arme hochheben. Halten Sie diese Position 20 bis 30 Sekunden und wechseln Sie nach einer kurzen Pause auf das andere Bein.

ACHTUNG: Diese Übung verbessert Ihre Körperspannung und schult den Gleichgewichtssinn. Achten Sie dabei besonders auf die Spannung Ihrer Bauchmuskulatur: Ziehen Sie die Bauchdecke leicht ein und vermeiden Sie ein Hohlkreuz, der Blick geht nach vorne unten. Sie können die Übung vier- bis sechsmal wiederholen.

ÜBUNG 2 – NORDISCHE SCHRITTSPRÜNGE

Ausgangsstellung

Stellen Sie die Stöcke mit gebeugten Armen vor Ihrem Körper auf und machen Sie einen Ausfallschritt nach vorne. Beide Knie sind dabei leicht gebeugt.

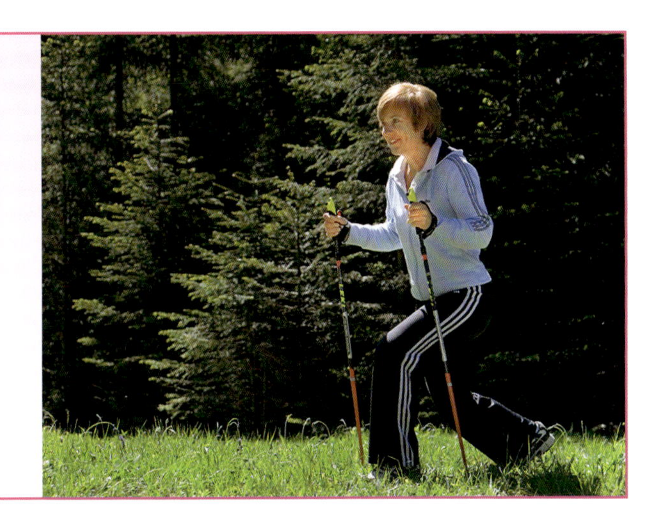

Beinwechsel in der Luft

Springen Sie nun vom Boden ab und wechseln Sie in der Luft die Beine. Stützen Sie sich dabei mit den Stöcken ab und achten Sie auf eine weiche Landung.

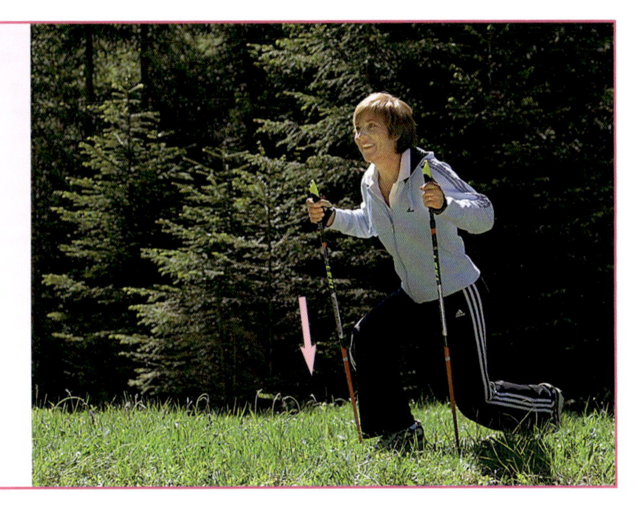

ACHTUNG: Diese Übung kräftigt Bein-, Arm- und Rumpfmuskulatur und stärkt außerdem den Kreislauf. Bei dieser sportlichen Übung helfen die Stöcke besonders, Hüft- und Kniegelenke zu entlasten und Ihre Knochen zu stärken. Beugen Sie bei der Landung beide Knie bis maximal 90° (rechter Winkel).

LEVEL 2

MITTEL

ÜBUNGSPROGRAMM BEI LEICHTER OSTEOPOROSE

Dieses Übungsprogramm richtet sich an Menschen, bei denen bereits ein **leichter Knochenschwund** festgestellt wurde. Die Knochenmasse ist über das normale Maß hinaus abgebaut, aber es besteht noch keine ausgeprägte Osteoporose.

Das Übungsprogramm ist im Wesentlichen zweigeteilt. Um das Sturzrisiko zu senken, beinhaltet es Übungen zur Verbesserung des Gleichgewichts. Um dem Verlust von Knochenmasse gegenzusteuern, sind Kräftigungsübungen vorgesehen. Diese zielen weniger auf den Aufbau von Muskelmasse, als vielmehr auf die Verbesserung der »**Kraftausdauer**«. Die Intensität der einzelnen Übungen ist geringer, die Anzahl der möglichen Wiederholungen dafür höher.

ABLAUF DER ÜBUNGEN BEI LEVEL 2

So sollten Sie die Übungen ausführen:

- Ideal sind **2 bis 4** regelmäßige Übungseinheiten pro Woche.
- Jede der 10 Übungen sollte mindestens **zweimal pro Woche** drankommen, muss aber nicht jeden Tag ausgeführt werden.
- Pro Übung führen Sie **3 (bis 5) Blöcke** à 15 (bis 30) Wiederholungen aus, dazwischen sollten Sie immer 20 bis 30 Sekunden Pause machen.
- Bevor die nächste Übung losgeht, machen Sie eine 2-minütige **Erholungspause**.

Der **Ablauf einer Übung** sieht dann so aus:
15-mal die Übung,
30 Sekunden Pause,
15-mal die Übung,
30 Sekunden Pause,
15-mal die Übung,
1 Minute lange Erholungspause,
nächste Übung ...

SO WEIT KÖNNEN SIE GEHEN

Zusätzlich zu den bereits genannten Übungsprinzipien gilt für dieses Übungsprogramm: Trainieren Sie nicht mit Schmerzen! Übungen, die **Schmerzen** verschlimmern, brechen Sie ab. Schmerz ist immer ein Warnsignal. Es bringt nichts, wenn Sie mit Schmerzen trainieren. Sie können auch nicht durch den Schmerz hindurch trainieren, wie manche das glauben.

RICHTIG KOMBINIERT

Auch zu dem hier vorgestellten Gleichgewichts- und Kräftigungsprogramm des Levels 2 sollten Sie ein zusätzliches Ausdauertraining absolvieren. Für Ihre Bedürfnisse und Möglichkeiten eignen sich durchaus noch einige Sportarten (siehe Kasten), ideal ist aber das **Nordic Walking**.
Es empfehlen sich zweimal wöchentlich mindestens 30 Minuten. Mit den maximal vier Einheiten des Kraftausdauer-Programms erreichen Sie schon ein beachtliches Training pro Woche. Aber Sie haben jetzt die Chance, effektiv etwas gegen Ihre beginnende Osteoporose zu tun. Wenn Sie langsam einsteigen, sich nicht überfordern und vielleicht sogar einer Trainingsgruppe anschließen, werden Sie sicher keine Motivationsprobleme haben.

DER RICHTIGE AUSDAUERSPORT

- Der Körper sollte immer gegen die Schwerkraft arbeiten müssen (siehe S. 101).
- Es sollten keine harten Stoßbelastungen wie zum Beispiel beim Joggen oder Bergabgehen zu bewältigen sein.
- Vermeiden Sie Sportarten mit erhöhtem Sturzrisiko, wie etwa das Inlineskating.

ÜBUNG 1 – MITTE FINDEN

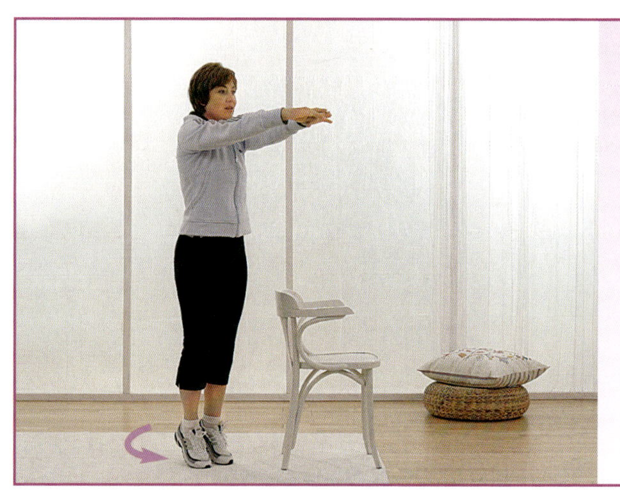

Auf die Zehen rollen

Stellen Sie sich zur Ausgangsstellung locker auf beide Beine und strecken die Arme nach vorne in Schulterhöhe. Rollen Sie nun beide Füße von den Zehen zur Ferse ab und wieder zurück zu den Zehen.

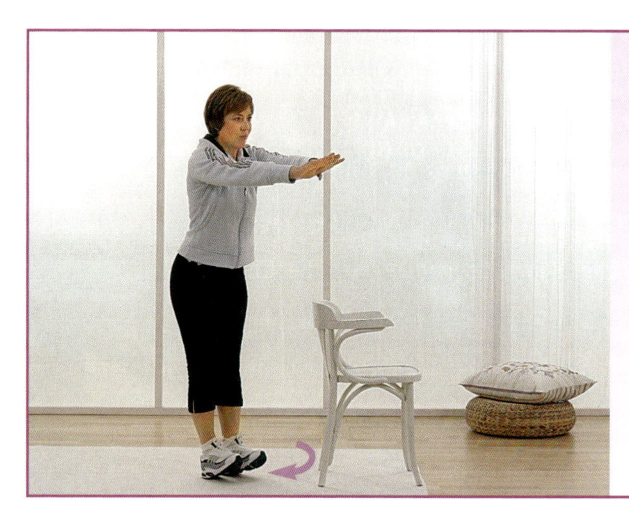

Auf die Fersen rollen

Versuchen Sie, Ihre persönliche Mitte zu finden zwischen vorne und hinten, zwischen Zehen und Fersen bleiben Sie kurz in dieser Position. Schließen Sie zusätzlich die Augen – so wird es noch etwas schwieriger.

VARIANTE: Diese Übung dient dem Finden und Halten des eigenen Gleichgewichts. Ein gutes Gleichgewicht hat der-/diejenige, der/die die Position in der eigenen Mitte ohne zu wackeln halten kann. Wer einfach einsteigen möchte, streckt die Arme zunächst rechts und links auf Schulterhöhe aus und nimmt sie erst später nach vorne.

ÜBUNG 2 – TANDEMSTAND

Auf die Zehen rollen

Stellen Sie zur Ausgangsstellung die Füße hintereinander, die Ferse des vorderen Fußes berührt die Zehen des hinteren Fußes. Rollen Sie nun beide Füße von den Zehen zur Ferse ab und wieder zurück zu den Zehen. Suchen Sie dabei wieder Ihre Mitte.

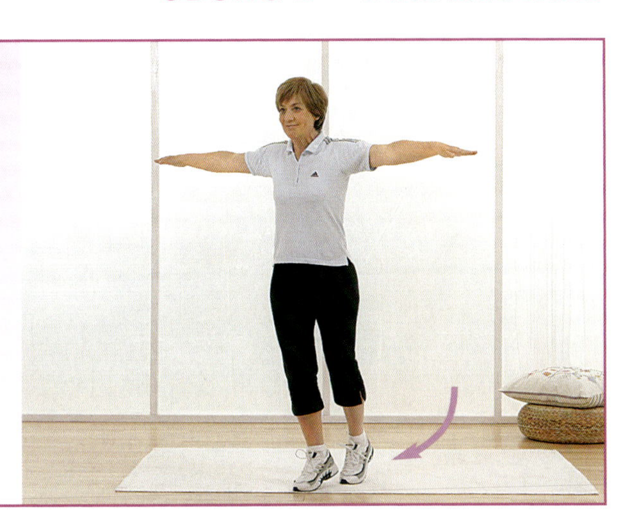

Auf die Fersen rollen

Wenn Sie Ihre Mitte zwischen Zehen und Fersen gefunden haben, strecken Sie beide Arme in Schulterhöhe zur Seite. Können Sie so gut stehen bleiben, dann schließen Sie zusätzlich die Augen.

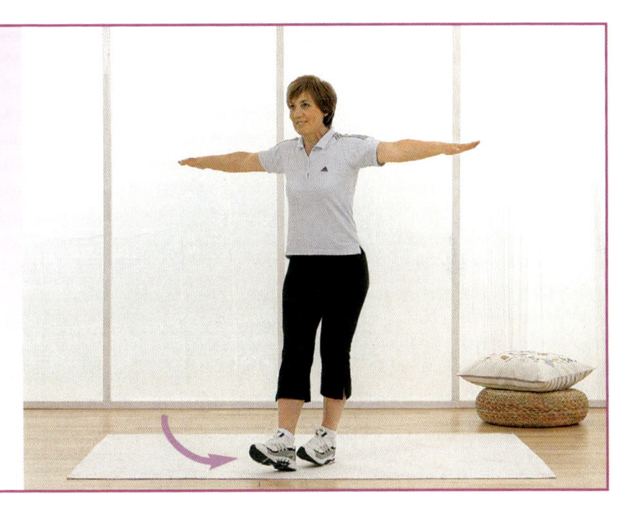

INFO: Der Tandemstand ist eine Variante der Übung »Mitte finden« auf der gegenüber liegenden Seite – eine etwas anspruchsvollere Variante! Damit testet man in der Neurologie das Gleichgewicht. Selten kann ein Erwachsener im Tandemstand mit geschlossenen Augen stehen bleiben, wenn er ihn vorher nicht öfters geübt hat.

ÜBUNG 3 – BALANCE IM EINBEINSTAND

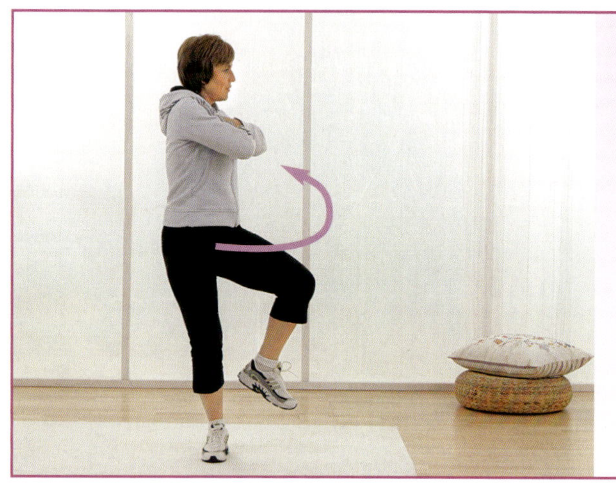

Nach links drehen

Stellen Sie sich zur Ausgangsstellung zunächst »aktiv« auf ein Bein. Gehen Sie dazu in eine leichte Kniebeuge und heben Sie das Gegenbein nach oben. Den Rücken gerade halten und die Bauchdecke leicht einziehen. Drehen Sie nun den Oberkörper nach links.

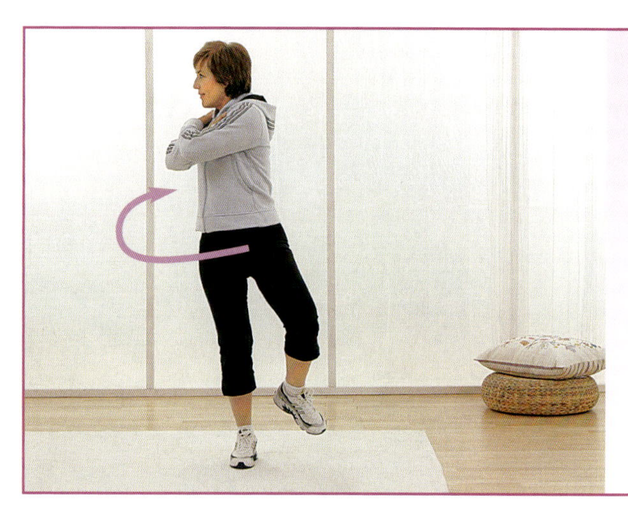

Nach rechts drehen

Danach drehen Sie langsam den Oberkörper nach rechts – ohne die Balance zu verlieren. Der Kopf bleibt dabei immer stabil in Verlängerung der Wirbelsäule, Hüfte und Beine bleiben ruhig.

VARIANTE: Diese Balanceübung verbessert und trainiert Ihre Bewegungskontrolle und hilft damit Stürzen vorzubeugen. Die Übung hat es ganz schön in sich! Bis Sie den »Dreh« heraushaben, dürfen Sie sich zunächst mit der Fußspitze etwas abstützen. Fortgeschrittene (für Level 1!) trainieren mit geschlossenen Augen – zur Stärkung der inneren Wahrnehmung.

ÜBUNG 4 – BEINSTRECKER

Ausgangsstellung

Stellen Sie sich aufrecht hin und ziehen Sie Ihre Hände hinter dem Körper nach unten. Machen Sie einen Ausfallschritt nach vorne. Neigen Sie sich mit geradem Rücken etwas nach vorne und strecken Sie das hintere Bein ganz durch.

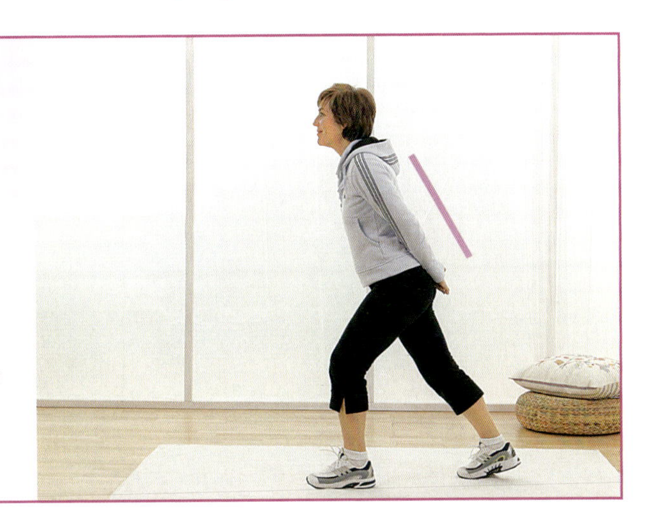

Knie beugen

Beugen Sie nun das vordere Bein langsam ein. Je weiter Sie das Bein anwinkeln (maximal 90 Grad), um so stärker muss Ihr Oberschenkel arbeiten. Der Rücken ist fest, die Beugung erfolgt über das vordere Bein.

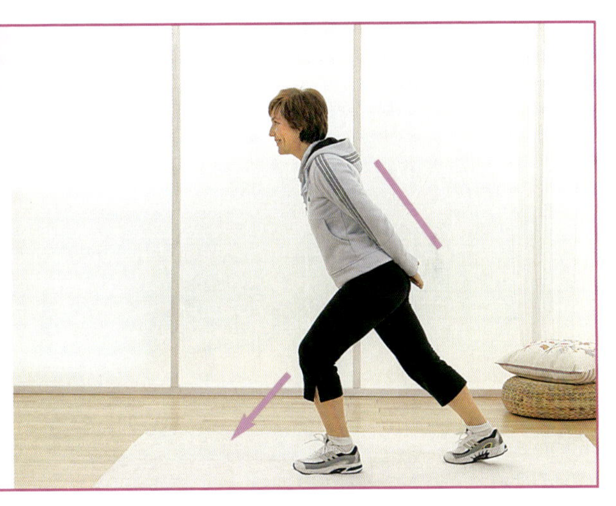

ACHTUNG: Beim Beinstrecker wird wiederum die Oberschenkelmuskulatur trainiert. Sie können die Übung steigern (für Level 1!), indem Sie die Hände an den Hinterkopf legen. Halten Sie Ihren Rücken gerade und drücken Sie die Ellbogen weit nach außen. Sowohl die Bein- als auch die Rückenmuskulatur müssen so zusätzlich zum Oberschenkel arbeiten.

ÜBUNG 5 – HÜFTSPREIZEN

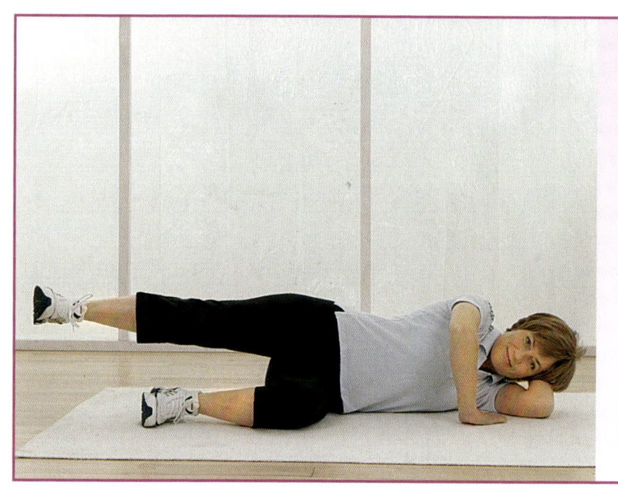

Ausgangsstellung

Legen Sie sich seitlich auf den Boden und winkeln Sie das untere Bein an. Stützen Sie sich mit der oberen Hand rechtwinklig vom Boden ab. Heben Sie das obere Bein leicht an, beide Fußspitzen sind angezogen und zeigen nach vorne.

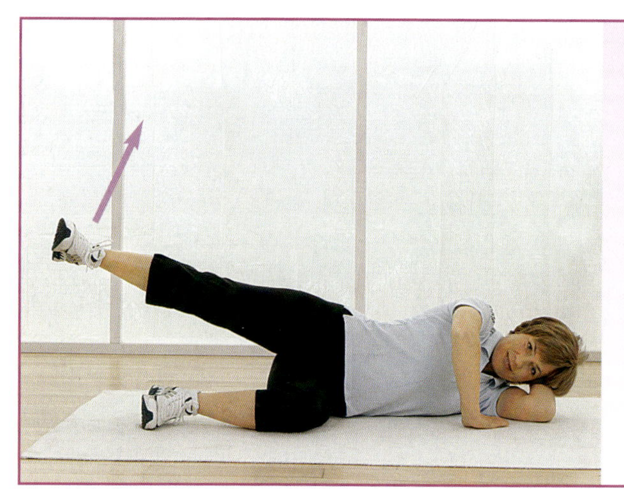

Bein nach oben heben

Heben Sie das obere Bein nun in einer Linie mit dem Rücken gleichmäßig gestreckt nach hinten hoch. Bewegen Sie nur das Bein, nicht das Becken oder den Rücken. Die Hüfte bleibt während der gesamten Übung gestreckt.

VARIANTE: Diese Übung stabilisiert Ihr Hüftgelenk (bzw. die dafür zuständigen Muskelpartien). Die dabei trainierten kleinen Gesäßmuskeln (Glutäen) sind vor allem beim Gehen und Stehen gefordert. Die Übung wird anspruchsvoller (für Level 1!), wenn Sie eine Gewichtsmanschette am Knöchel befestigen.

ÜBUNG 6 – RÜCKENSTRECKER

Rückenstrecker 1

Legen Sie sich zur Ausgangsstellung flach auf ein Kissen. Strecken Sie die Arme und Beine gerade nach vorne aus. Die Daumen zeigen zur Decke. Heben Sie den Kopf mit Blick nach unten minimal vom Boden ab. Nun gehen der linke Arm und das rechte Bein hoch.

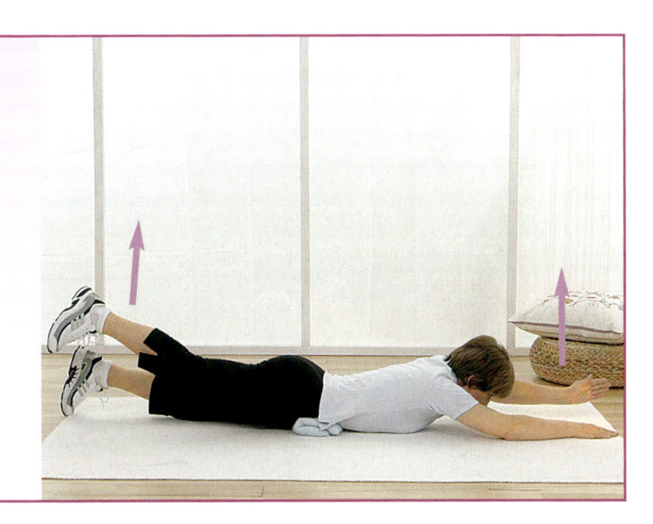

Rückenstrecker 2

Heben Sie nun gegengleich den rechten Arm und diagonal dazu das linke Bein langsam und ganz leicht nach oben an. Wechseln Sie auf die andere Seite, ohne die Spannung der Rückenmuskeln zu verlieren.

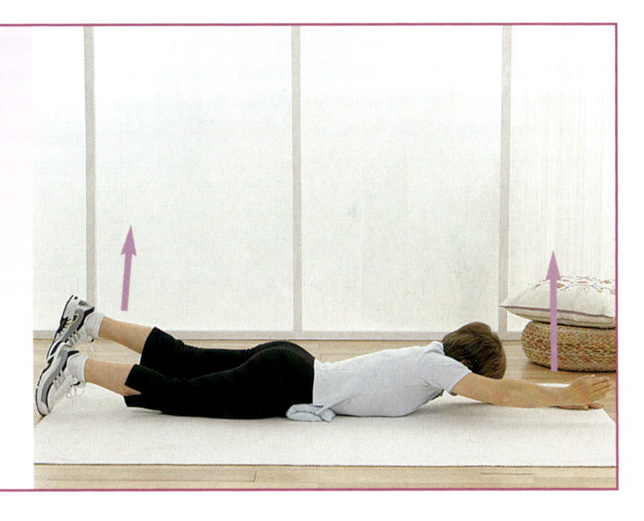

ACHTUNG: Der Rückenstrecker kräftigt die Schulter-, Rücken- und Gesäßmuskulatur. Es kommt bei dieser Übung nicht darauf an, Arm und Bein möglichst weit nach oben zu heben. Führen Sie die Bewegung bewusst und kontrolliert aus, jedes Anheben zählt als Wiederholung. Versuchen Sie die Bauchdecke dabei immer leicht einzuziehen.

ÜBUNG 7 – DIAGONALER CRUNCH

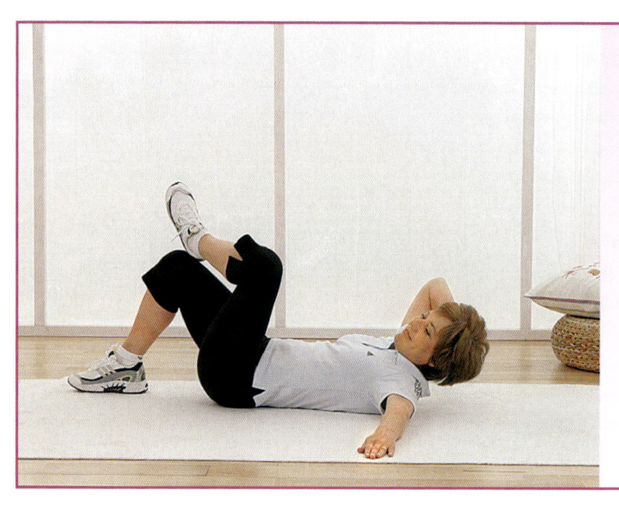

Ausgangsstellung

Winkeln Sie in der Rückenlage beide Beine an, stellen Sie den linken Fuß auf das rechte Knie. Der linke Arm ist seitlich ausgestreckt, die rechte Hand liegt am Hinterkopf und unterstützt den Nacken. Heben Sie den Oberkörper minimal an.

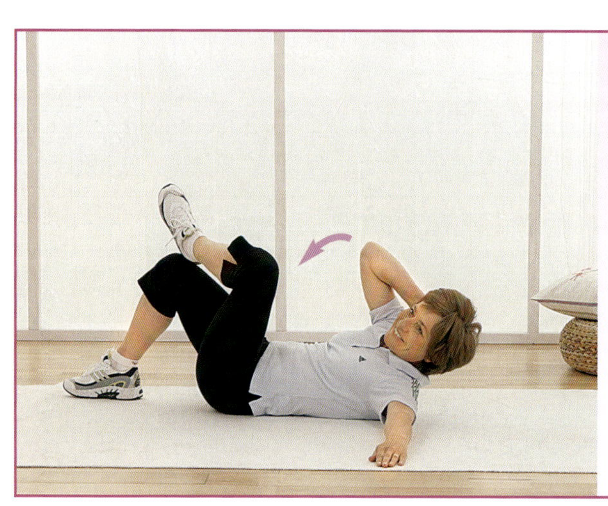

Eine Schulter anheben

Drehen Sie den Oberkörper nach links, indem Sie die rechte Schulter weiter vom Boden abheben. Versuchen Sie mit dem Ellbogen nahe ans Knie zu kommen. Beim Heben ausatmen, beim Senken einatmen. Trainieren Sie nach einer kurzen Pause abwechselnd beide Seiten.

ACHTUNG: Diese Übung hat speziell die Kräftigung der schrägen Bauchmuskulatur und die Stabilisierung des Rumpfs zum Ziel. Achten Sie bei Übungen für die Bauchmuskulatur immer auf Ihre Halswirbelsäule bzw. auf eine korrekte Stellung des Kopfes. Versuchen Sie, ein leichtes Doppelkinn zu machen – so stabilisieren Sie optimal den Nacken.

ÜBUNG 8 – LIEGESTÜTZ AN DER WAND

Ausgangsstellung

Stellen Sie sich einen Schritt von der Wand entfernt auf. Neigen Sie sich mit geradem Rücken nach vorne und stützen Sie sich mit den Händen in Schulterhöhe ab. Den Bauch leicht einziehen.

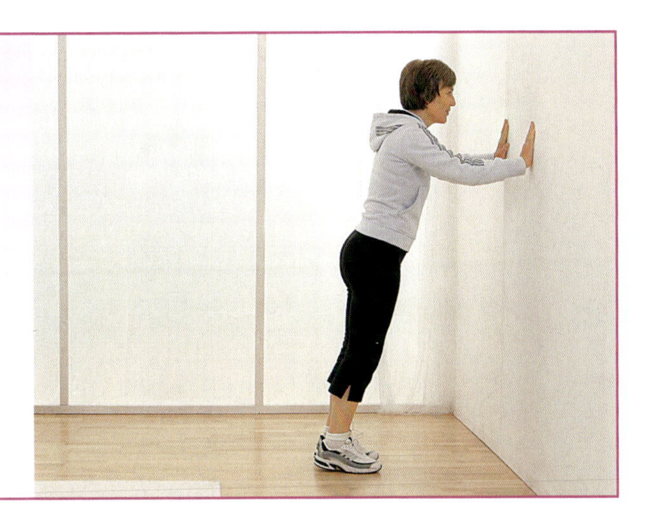

Ellenbogen beugen

Beugen Sie die Ellbogen langsam bis zum rechten Winkel und bewegen Sie den Körper in Richtung Wand. Fersen vom Boden abheben, Hüfte und Rücken bewegen sich nicht. Beim Beugen der Arme einatmen, beim Strecken ausatmen.

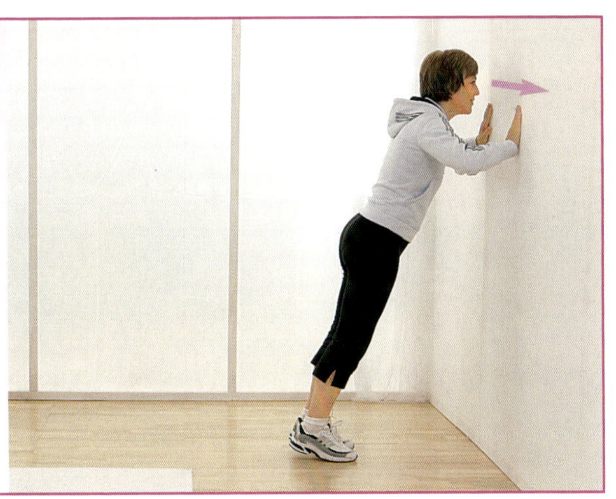

VARIANTE: Diese Übung ist eine Variante des Liegestütz. Sie stärkt ebenfalls Brust-, Schulter- und Armmuskulatur. Je weiter Sie den Abstand zur Wand wählen, umso höher ist die Intensität der Übung. Sie können zusätzlich ein Bein etwas nach hinten strecken (für Level 1!). Dadurch verstärkt sich die gesamte Körperspannung.

ÜBUNG 1 – NORDISCHE HOCKE

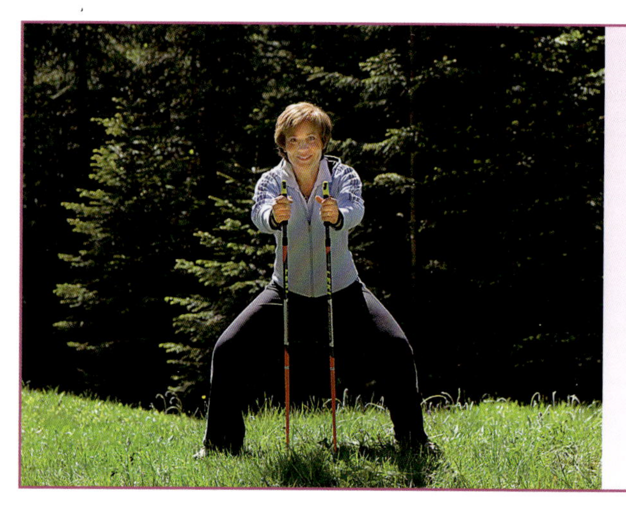

Ausgangsstellung

Stellen Sie sich mit leicht gegrätschten Beinen hin und gehen Sie in die Knie (maximal rechter Winkel zwischen Ober- und Unterschenkel, Füße und Beine sind leicht nach außen gedreht). Stützen Sie sich mit langen Armen auf die Stöcke.

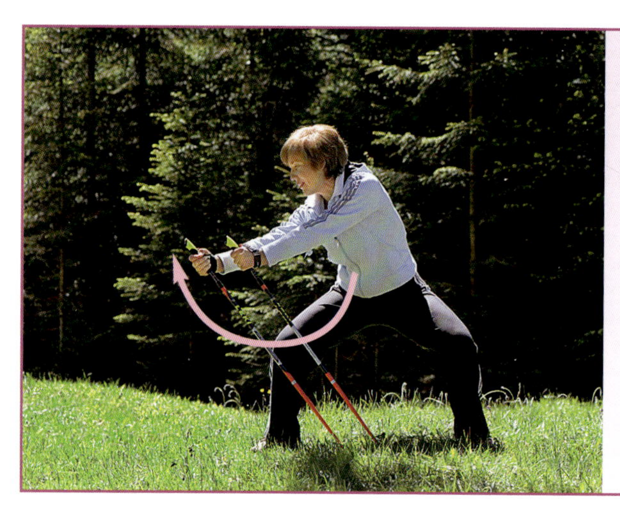

Oberkörper langsam drehen

Drehen Sie nun bewusst langsam und kontrolliert den Oberkörper auf die Seite, indem Sie die Stöcke zur Seite kippen. Folgen Sie mit Ihrem Blick der Bewegung der Hände und Stöcke. Hüfte und Beine bleiben stabil.

ACHTUNG: Die nordische Hocke stärkt Bein- und Gesäßmuskulatur und sorgt für eine sanfte Mobilisierung der Wirbelsäule. Drehen Sie den Oberkörper nicht mit Schwung zur Seite, sondern erspüren Sie die Bewegung in den einzelnen Abschnitten der Wirbelsäule. Vermeiden Sie ruckartige Bewegungen und achten Sie auf eine gleichmäßige Atmung.

ÜBUNG 2 – NORDISCHE ARMPRESSE

Ausgangsstellung

Legen Sie einen Stock in den Nacken und machen Sie einen weiten Ausfallschritt nach vorne. Das vordere Bein ist deutlich angewinkelt. Neigen Sie sich mit geradem Rücken nach vorne und strecken Sie das hintere Bein.

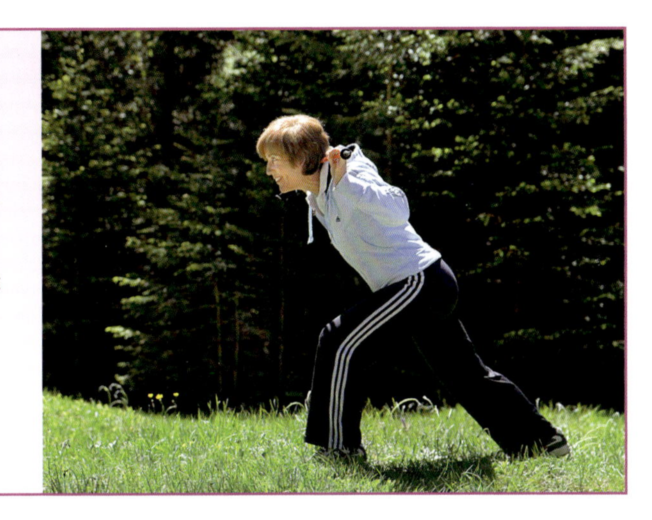

Arme strecken

Halten Sie diese Position und strecken Sie den Stock nach oben, während Sie dabei ausatmen. Führen Sie die Bewegung langsam aus und achten Sie dabei auf die Stabilität Ihres Rückens. Wechseln Sie nach einer kurzen Pause das Bein.

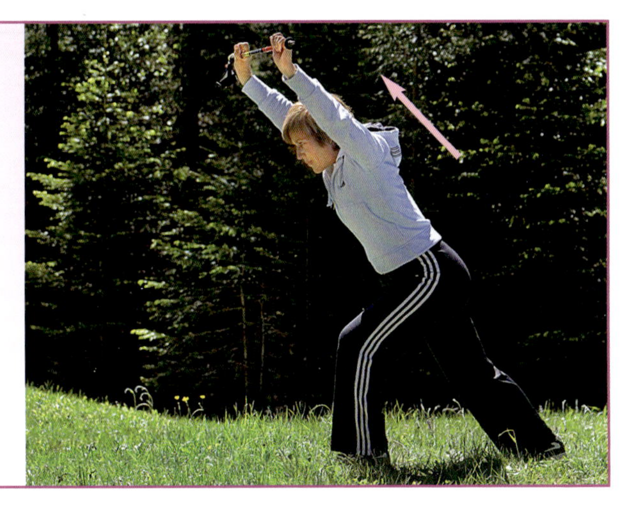

ACHTUNG: Diese Übung dient der Kräftigung der Arm-, Rücken- und Beinmuskulatur. Achten Sie bei beiden Stellungen darauf, dass Ihre Wirbelsäule und Ihr hinteres Bein eine Linie bilden. Halten Sie den Kopf in Verlängerung der Wirbelsäule. Spannen Sie zusätzlich Ihre Bauchmuskulatur an und vermeiden Sie ein Hohlkreuz.

ÜBUNGSPROGRAMM BEI STARKER OSTEOPOROSE

Dieses Übungsprogramm ist am einfachsten und besitzt die geringste Intensität. Es ist empfehlenswert für alle, die **Osteoporose** haben und deren **Knochendichte und -masse deutlich gemindert** sind. Wenn Sie bereits Knochenbrüche erlitten haben und unter Schmerzen leiden, dann ist dieses Übungsprogramm ebenfalls für Sie geeignet. Ratsam ist auch eine Absprache mit Ihrem **behandelnden Arzt**, der Ihnen bei Bedarf eine gezielte Physiotherapie verordnet.

KRAFTTRAINING OHNE BEWEGUNG

Das Übungsprogramm von Level 3 trainiert ebenfalls Ihre Kraft, allerdings kommen so genannte »**statische**«, d.h., bewegungslose Varianten dazu. Im Unterschied zu den beiden vorigen Leveln findet während einiger Übungen in Level 3 keine sichtbare Bewegung statt. Sie nehmen von Anfang an eine bestimmte Position ein und bauen in dieser Position eine Muskelspannung auf.

ABLAUF DER ÜBUNGEN BEI LEVEL 3

So sollten Sie die Übungen ausführen:

- Ideal sind **3 bis 5** regelmäßige Übungseinheiten pro Woche.
- Jede der 10 Übungen sollte mindestens **dreimal** pro Woche drankommen.
- Pro Übung führen Sie **10 bis 15** Durchgänge aus, dazwischen sollten Sie immer 10 bis 20 Sekunden Pause machen.
- **Halten** Sie jede Übung 10 bis 20 Sekunden.
- Machen Sie vor der nächsten Übung jeweils eine 2-minütige **Erholungspause**.

Die Übungen sind insgesamt kürzer und nicht so anstrengend, daher ist es wichtig, relativ häufig zu trainieren.

Der Vorteil des **statischen Krafttrainings** liegt in der deutlich geringeren Belastung für Knochen, Sehnen, Bänder und/oder Knorpel. Diese ermöglicht es auch, dass Sie die Muskelanspannung mit subjektiv relativ hoher Kraft ausführen können. Es geht weniger um den Aufbau von Muskelmasse als vielmehr um den Erhalt der noch vorhandenen Knochenmasse und -dichte.

SCHÄTZEN SIE SICH RICHTIG EIN!

Lassen Sie sich nicht dazu verleiten, eines der vorherigen Programme zu absolvieren! Sie werden davon im günstigsten Fall keinen Nutzen haben, wahrscheinlicher ist, dass Ihre Schmerzen schlimmer werden – bei erhöhtem Verletzungsrisiko.

GEHEN SIE LANGSAM VOR!

Voraussetzung ist in jedem Fall, dass Sie bei den Übungen keine Schmerzen haben. Tasten Sie sich also langsam vor. Spannen Sie von Trainingseinheit zu Trainingseinheit Ihre Muskulatur mehr an. Es ist wichtig, dass Sie auf Ihren Körper hören, da es leider keine objektive Möglichkeit gibt, die tatsächliche Muskelspannung zu messen.

Achten Sie bei der Übungsausführung auch ganz besonders auf Ihre **Atmung**. Beim statischen Krafttraining – und hier vor allem bei höheren Anspannungen – besteht die Gefahr der Pressatmung. Diese bewirkt, dass der Blutdruck unkontrolliert steigt und bei bestehenden Vorschädigungen gefährlich werden kann.

Durch den geringeren zeitlichen Aufwand und die insgesamt geringere Belastung für Level 3 empfiehlt es sich, relativ häufig zu trainieren. Zusätzlich ratsam ist auch hier Nordic Walking. Es wird Ihre allgemeine Leistungsfähigkeit verbessern und hilft Ihnen bei der Bewältigung Ihrer Krankheit. Halten Sie sich immer vor Augen, dass Sie selbst über Ihr Bewegungsverhalten Ihre Krankheit positiv verändern können.

ÜBUNG 1 – EINBEINSTAND

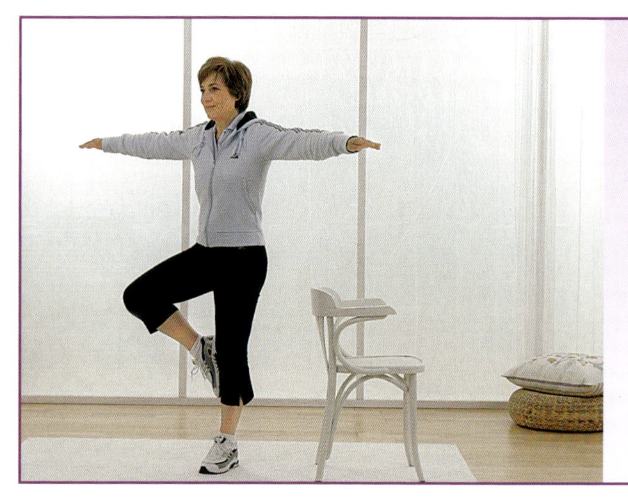

Ausgangsstellung

Stehen Sie auf einem Bein und setzen Sie die Fußsohle des anderen Beins seitlich an das Knie. Strecken Sie die Arme zur Seite und achten Sie auf einen geraden und stabilen Rücken, Bauch leicht einziehen.

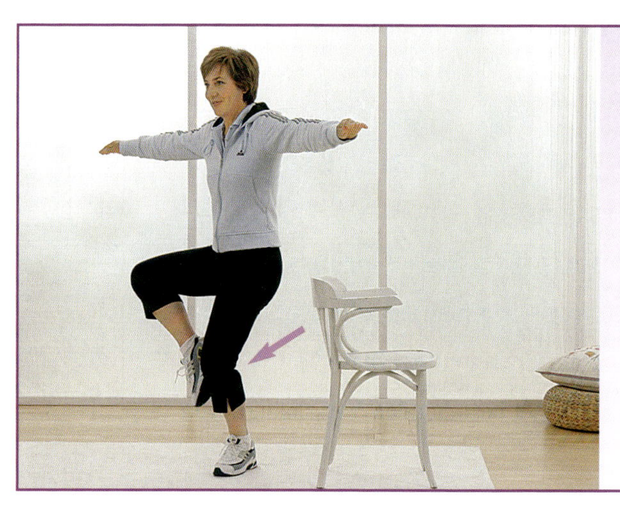

Ins Knie gehen

Gehen Sie mit dem Standbein in eine leichte Kniebeuge. Halten Sie diese Position 20 bis 30 Sekunden und wechseln Sie anschließend das Bein. Sie können sich auch an einem Stuhl (!) oder am Tisch abstützen.

VARIANTE: Der Einbeinstand trainiert den Gleichgewichtssinn und dient somit als Grundlage für einen sicheren Gang. Fällt Ihnen der Einbeinstand sehr schwer, sollten Sie sich zunächst an einem Stuhl oder Tisch abstützen – auch die Nordic Walking-Stöcke sind dazu geeignet. Reduzieren Sie nach und nach die Hilfen und finden Sie zu Ihrer eigenen Balance!

ÜBUNG 2 – WANDSITZ

Ausgangsstellung

Lehnen Sie sich mit dem Kopf und dem gesamten Rücken an eine Wand und legen Sie Ihre Hände auf Ihre Schultern. Ihr Gesäß, die Schulterblätter und Ihr Kopf liegen an der Wand auf und stehen somit »im Lot«. Die Füße stehen eineinhalb Fußbreit von der Wand entfernt.

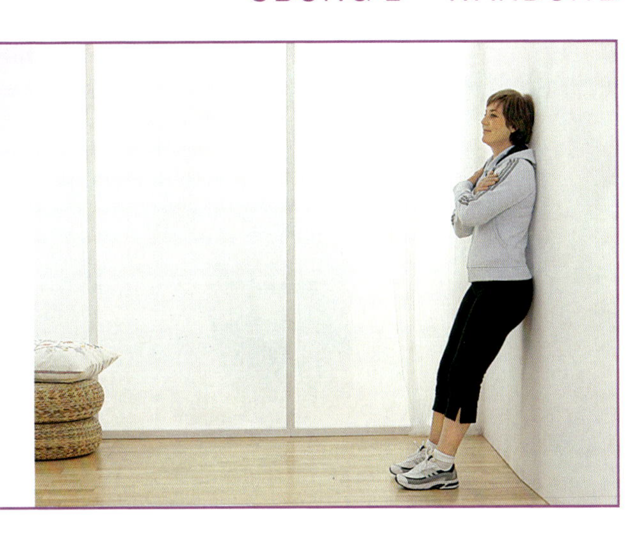

In die Knie gehen und halten

Gehen Sie nun langsam (und nur leicht) in die Knie – maximal bis zum rechten Winkel – und versuchen Sie diese Position zu halten. Je stärker Sie Ihre Beine beugen, umso intensiver ist die Belastung für Ihre Oberschenkelmuskulatur.

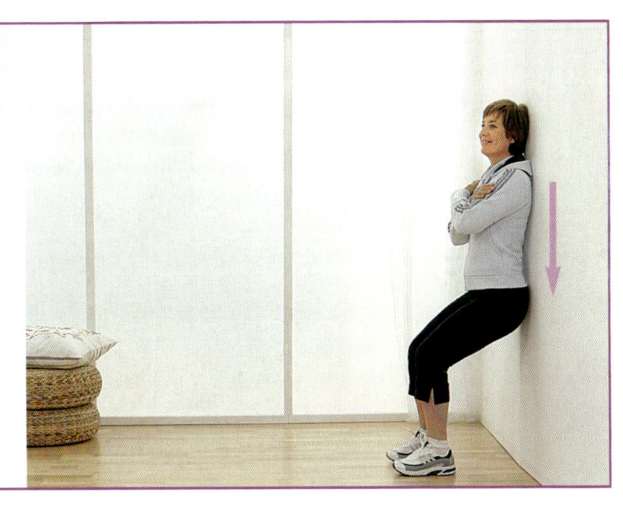

ACHTUNG: Der Wandsitz ist eine ideale Übung zur Stärkung der Muskulatur Ihrer Oberschenkel. Weniger ist in diesem Fall allerdings mehr: Gehen Sie nicht zu weit nach unten in die Knie! Ab 90° werden die Beckenknochen massiv belastet, tiefere Kniebeugen erhöhen außerdem den Kniegelenksinnendruck und sind daher nicht zu empfehlen.

ÜBUNG 3 – WANDSTÜTZ

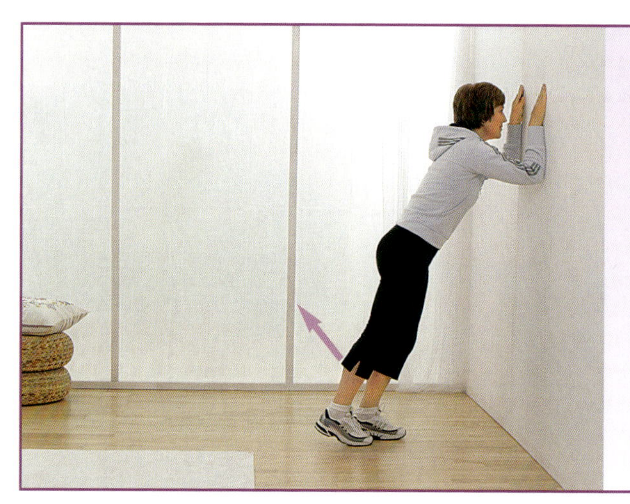

Bein strecken

Stellen Sie sich zur Ausgangsstellung mit einem Schritt Abstand vor eine Wand. Stützen Sie sich mit den Unterarmen (!) an der Wand ab und strecken Sie abwechselnd ein Bein etwas nach hinten. Die Position halten, das Standbein bleibt leicht gebeugt.

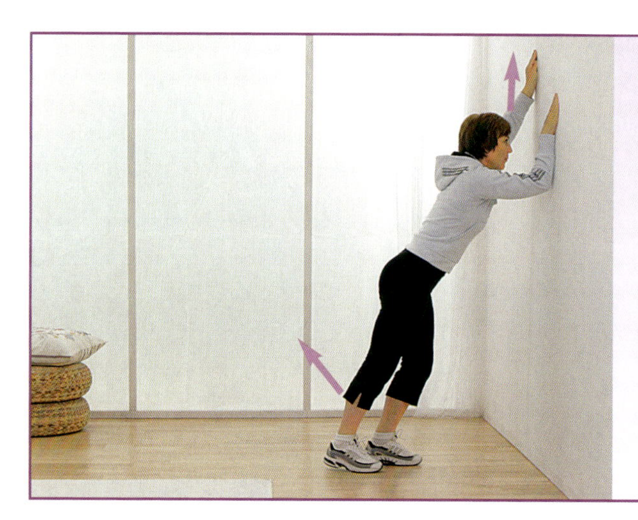

Variante mit gestrecktem Arm

Sie können die Intensität der Übung zusätzlich steigern (für Level 1 und 2), indem Sie einen Arm nach oben strecken. Voraussetzung sind eine gute Stabilität des Rumpfes und ein sicheres Gleichgewicht.

VORSICHT: Der Wandstütz dient der Kräftigung von Bein-, Rumpf- und Schultermuskulatur. Je weiter Sie dabei den Abstand zur Wand wählen, desto intensiver ist die Belastung. Wichtig: Halten Sie Ihren Rücken stabil und kippen Sie nicht ins Hohlkreuz: Spannen Sie dazu die Bauchmuskulatur an und ziehen Sie die Bauchdecke leicht ein.

ÜBUNG 4 – EINBEINIGE KNIEBEUGE

Ausgangsstellung

Stehen Sie locker auf beiden Beinen, die Beine sind leicht gegrätscht. Die Hände in die Hüften und den Rücken aufrecht halten, die Bauchdecke dabei leicht einziehen.

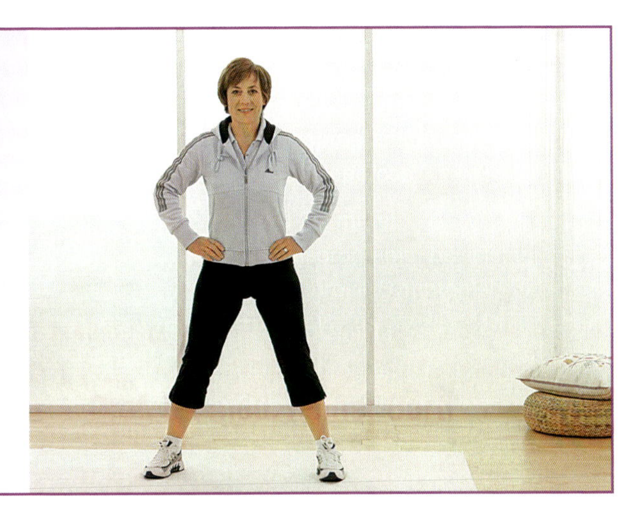

Ins Knie gehen

Verlagern Sie nun Ihr Gewicht auf das linke Bein und beugen dabei das linke Knie leicht ab. Das andere Bein bleibt gestreckt. Wechselseitig üben!

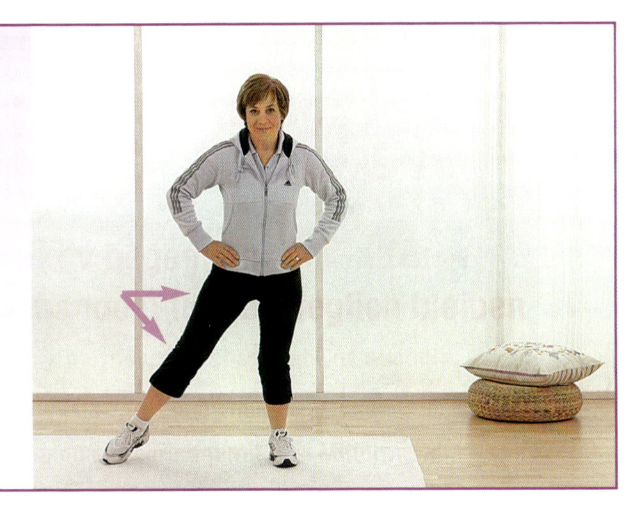

VARIANTE: Durch das Verlagern des Gewichts im Stand trainieren Sie bereits Ihr Gleichgewicht. Beansprucht wird bei dieser Übung vor allem die Rumpf-, Becken- und Beinmuskulatur. Wollen Sie den Schwierigkeitsgrad erhöhen, dann erweitern Sie einfach den Grätschstand, d.h. Sie stellen die Füße etwas weiter auseinander.

ÜBUNG 5 – RÜCKENSTABILISATION

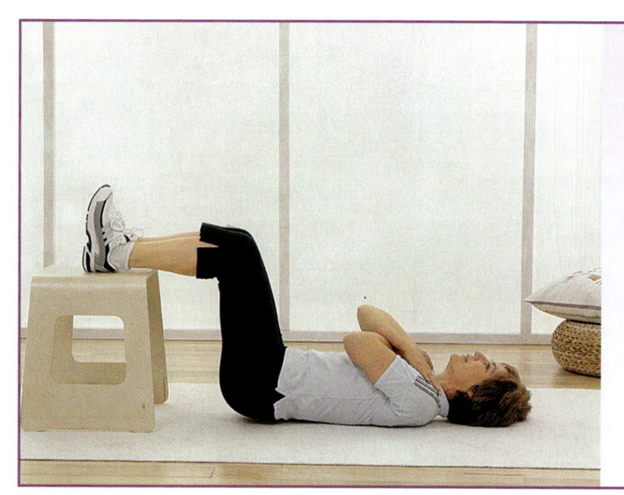

Ausgangsstellung

Gehen Sie in die Rückenlage und stützen Sie Ihre angewinkelten Beine auf einem Stuhl ab. Die Hüfte ist dabei deutlich gebeugt. Überkreuzen Sie die Arme vor Ihrem Körper und ziehen Sie die Bauchdecke leicht ein.

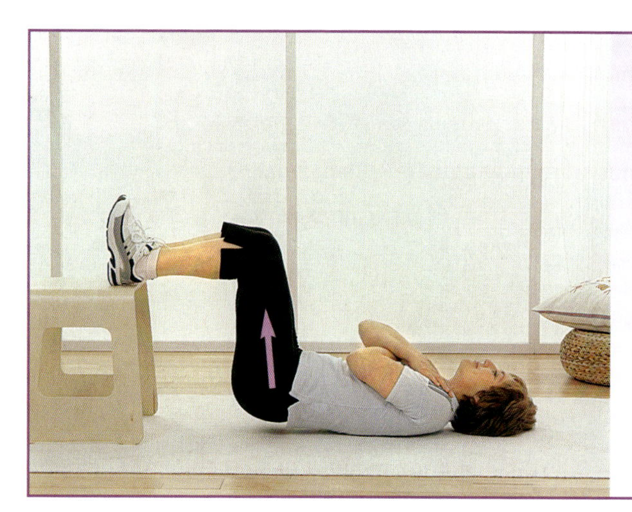

Becken heben

Heben Sie nun das Becken etwas vom Boden ab, ohne dabei die Hüfte nach oben durchzustrecken und die Position der Lendenwirbelsäule zu verändern. Halten Sie die Stellung und atmen Sie gleichmäßig weiter.

VARIANTE: Diese Übung ist besonders gut geeignet, um die Rücken- und Beinmuskulatur zu aktivieren. Zur Erleichterung können Sie sich zusätzlich mit den Händen seitlich am Körper vom Boden abstützen. Achten Sie dabei auf die richtige Höhe des Stuhls – je nach Länge Ihrer Oberschenkel ist ein niedrigerer Stuhl besser geeignet.

ÜBUNG 6 – STATISCHER VIERFÜSSLER

Hände und Knie gegeneinander drücken

Gehen Sie zur Ausgangsstellung in die Bankstellung und halten Sie die Arme etwas gebeugt, damit der Rücken gerade ist. Der Blick geht nach unten, die Bauchdecke ist leicht eingezogen. Versuchen Sie nun Ihre Hände und Knie zueinander zu schieben.

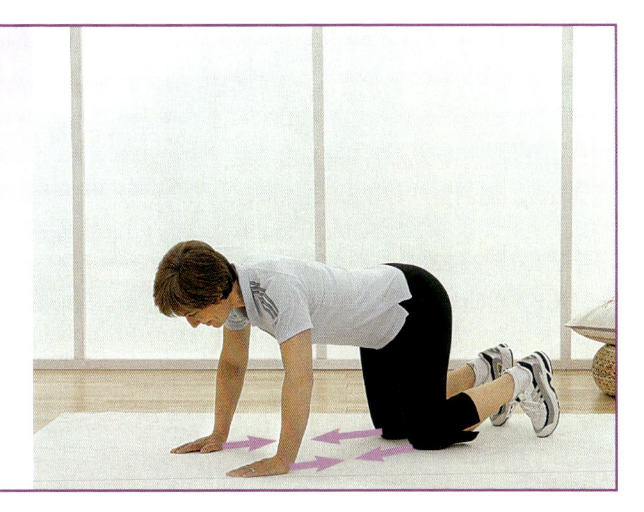

Ellbogen zum Knie führen

Sie können die Übung variieren, indem Sie eine diagonale Spannung aufbauen: Schieben Sie dazu das linke Knie und den rechten Arm zueinander und umgekehrt.

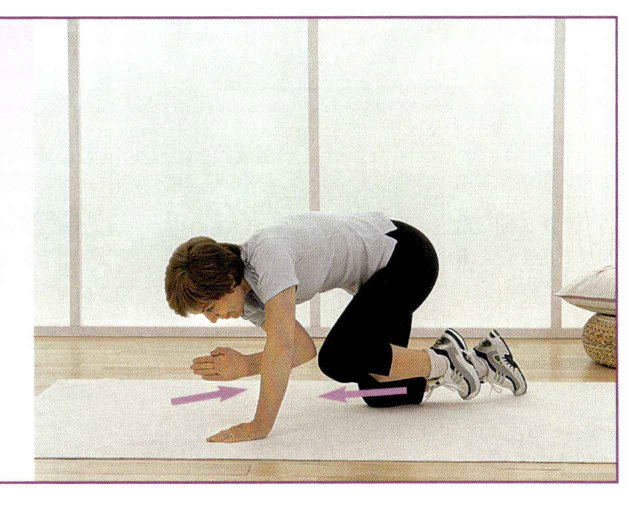

VARIANTE: Diese »unsichtbare« Übung kräftigt die Bauchmuskulatur und stabilisiert den Rumpf. Diese Anspannung ist rein äußerlich nicht sichtbar. Halten Sie die Spannung und atmen Sie gleichmäßig weiter. Bei der Variante trainieren Sie verstärkt die schrägen Anteile der Bauchmuskulatur.

ÜBUNG 7 – ARMDRÜCKEN

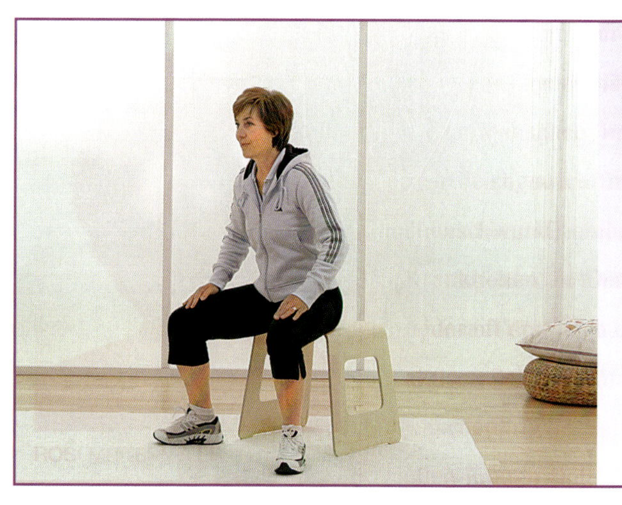

Ausgangsstellung

Setzen Sie sich aufrecht auf einen Stuhl. Ihre Beine sind nach außen aufgestellt, die Fußsohlen leicht gegen den Boden gestemmt. So richten Sie Ihren Oberkörper auf. Brustkorb anheben, Bauchdecke einziehen.

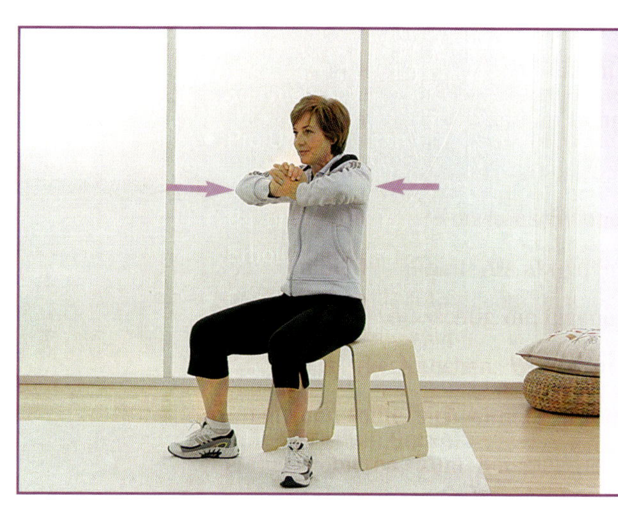

Hände gegeneinander drücken

Heben Sie nun Ihre Ellbogen auf Schulterhöhe und drücken Sie Ihre Handflächen leicht gedreht gegeneinander. Bauen Sie eine gleichmäßige Spannung im Schulter- und Brustbereich auf und halten Sie Position.

VARIANTE: Beim Armdrücken werden Brust- und Schultermuskulatur trainiert, die Schultern sollten dabei nicht hochgezogen werden. Sie können die Übung variieren, indem Sie die Ellbogen langsam heben und senken. Üben Sie weiterhin konstanten Druck auf Ihre Handflächen aus. Halten Sie nicht die Luft an und atmen Sie gleichmäßig weiter!

ÜBUNG 8 – ARMZIEHEN

Ausgangsstellung

Setzen Sie sich aufrecht auf einen Stuhl. Ihre Beine sind nach außen aufgestellt, die Fußsohlen leicht gegen den Boden gestemmt. Richten Sie Ihren Oberkörper auf. Brustkorb anheben, Bauchdecke einziehen.

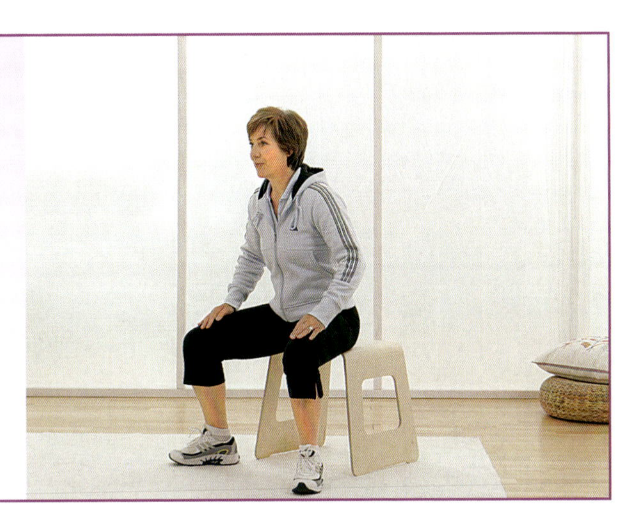

Hände auseinander ziehen

Ihre Hände greifen nun vor dem Körper ineinander. Heben Sie die Ellbogen auf Schulterhöhe an und versuchen Sie, die Hände auseinander zu ziehen.

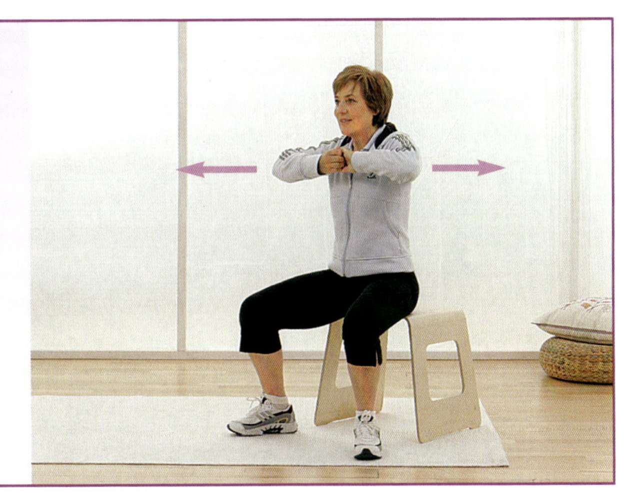

ACHTUNG: Beide Übungsvarianten dienen der Kräftigung verschiedener Partien der Schultermuskulatur. Halten Sie jeweils eine konstante Spannung der Muskulatur und atmen Sie gleichmäßig weiter. Achten Sie während der gesamten Übung auf Ihre Sitzhaltung: Die Stellung der Beine und der Wirbelsäule bleibt unverändert.

ÜBUNG – NORDISCHES ARMDRÜCKEN

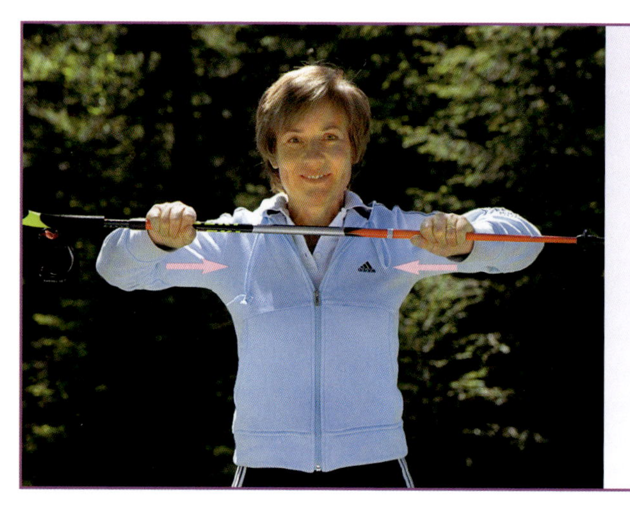

Ausgangsstellung

Stellen Sie sich hüftbreit auf, die Knie sind leicht gebeugt. Greifen Sie einen Stock etwa schulterbreit mit beiden Händen. Die Arme sind in Schulterhöhe angewinkelt. Versuchen Sie dabei, den Stock leicht zusammenzudrücken.

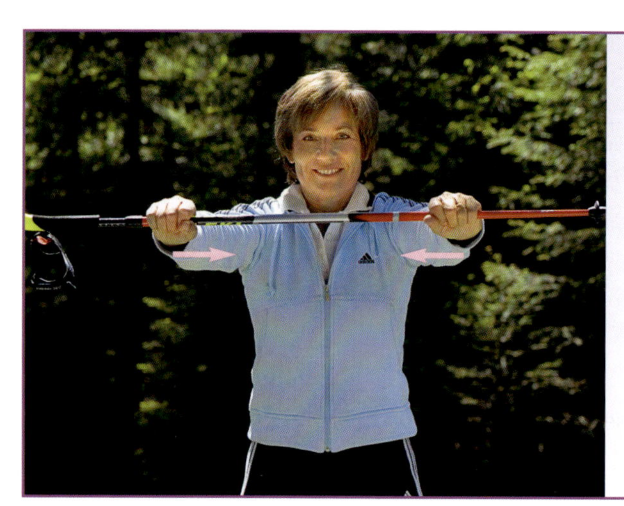

Arme ausstrecken

Strecken Sie nun die Arme nach vorne, allerdings nie ganz durchstrecken. Bewegen Sie den Stock im gleichmäßigen Rhythmus nach vorne und wieder zurück. Halten Sie Ihren Rücken gerade und fallen Sie nicht ins Hohlkreuz.

VARIANTE: Auch das nordische Armdrücken kräftigt die Brust- und Schultermuskulatur. Sie können die Übung ebenso mit Zug nach außen durchführen. Versuchen Sie dazu, den Stock auseinander zu ziehen – so trainieren Sie verstärkt die hintere Schultermuskulatur. Kombinieren Sie beide Übungen und wechseln Sie jeweils nach einem Durchgang die Richtung.

NORDIC BONE WALKING – SPEZIELL BEI OSTEOPOROSE

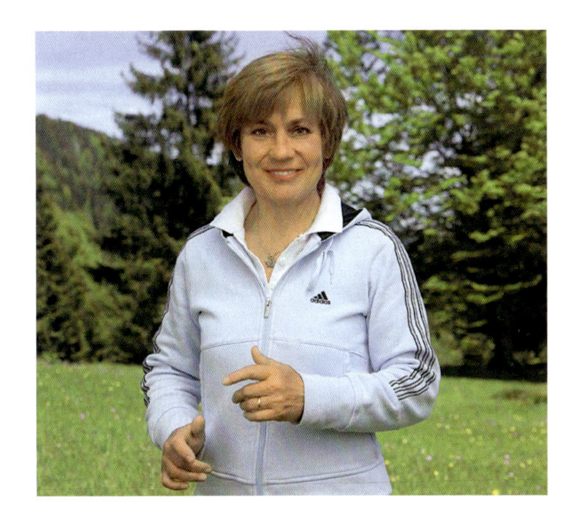

Je nachdem, wie fortgeschritten die Osteoporose bei Ihnen schon ist, empfiehlt sich zusätzlich zum Krafttraining Nordic Walking. Das Gehen mit Stöcken ist eine ideale Waffe im Kampf gegen Osteoporose! Immer mehr Menschen entdecken ihre Begeisterung für Nordic Walking. Das Gehen mit den Stöcken gibt vor allem Sicherheit und macht gleichzeitig Spaß. Denn innerhalb des Nordic Walking gibt es jetzt eine Variante mit speziellen Übungen für Osteoporose-Betroffene – Nordic Bone Walking. Der Einsatz **fast aller Muskeln** spricht dafür: Bei den meisten Sportarten werden nur die Beinmuskeln trainiert, beim aktiven Gehen mit Stöcken sind auch die Muskeln von Rumpf, Schultern und Armen aktiv. Es wirkt aber nicht nur auf die Muskulatur, sondern auch auf **Knorpel und Knochen** und entlastet außerdem **Wirbelsäule** sowie Hüft-, Knie- und Sprunggelenke. Regelmäßig betrieben, nutzt Nordic (Bone) Walking Ihrer Gesundheit rundum: Es reguliert den **Blutdruck**, senkt den **Cholesterinspiegel**, stärkt das **Immunsystem** und macht Sie resistenter gegen **Stress**.

Sprechen Sie aber zuvor mit Ihrem **Arzt**, ob Nordic Walking für Sie eine sinnvolle Bewegungsart wäre oder nicht. In einzelnen Fällen könnte es eher hinderlich sein, wenn Sie sich auf Stöcke stützen, statt das eigene Gleichgewicht zu trainieren. In jedem Fall verbessert Nordic Walking jedoch Ihre allgemeine Leistungsfähigkeit und hat auch positive Auswirkungen auf Ihr seelisches Befinden.

REGISTER

LITERATUR

Bartl, R.:
Osteoporose - Prävention, Diagnostik, Therapie
Thieme, Stuttgart 2004

Bartl, R.:
Osteoporose: Erfolgreich vorbeugen und gezielt behandeln
Südwest, München 2005

Bartl, R., Bartl, C.:
Osteoporose-Manual - Diagnostik, Prävention, Therapie
Springer, Heidelberg 2004

Bohndorf, K., Imhof, H. (Hrsg.):
Radiologische Diagnostik der Knochen und Gelenke
Thieme, Stuttgart 1998

Debrunner, A.:
Orthopädie
Huber, Bern 1994

Heuck, A. (Hrsg.):
Radiologie der Knochen- und Gelenkerkrankungen
Thieme, Stuttgart 1997

Hodgson, S.:
Mayo Clinic on Osteoporosis
Mayo Clinic, Rochester 2003

Mittermaier, R., Neureuther, C.:
Nordic Walking
Droemer Knaur, München 2004

Pollähne, W., Bröll, H., Burckhardt, P., Delling, G., Minne, H. W. (Hrsg.):
Therapie primärer und sekundärer Osteoporosen
Thieme, Stuttgart 1999

Pollähne, W., Grieser, T., Pfeifer, M., Minne, H. W. (Hrsg.):
Diagnostik und Differentialdiagnostik primärer und sekundärer Osteoporosen
Thieme, Stuttgart 1996

Ringe, J. D.:
Osteoporose Dialog
Thieme, Stuttgart 2003

Ringe, J. D., Burckhardt, P. (Hrsg.):
Vitamin D/Calcium in der Osteoporosetherapie
Thieme, Stuttgart 1999

Schild, H. H., Heller, M. (Hrsg.):
Osteoporose
Thieme, Stuttgart 1996

Seibel, M. J., Stracke, H. (Hrsg.):
Metabolische Osteopathien
Schattauer, Stuttgart 1997

Werle, J. (Hrsg.):
Osteoporose und Bewegung
Springer, Heidelberg 1995

ADRESSEN / LINKS

Bayerisches Osteoporose-Zentrum
der Universität München, Klinikum Großhadern
Marchioninistr. 15
81377 München
Tel. 089/7095-2514, -2520
Anmeldung für Patienten:
Tel. 089/7095-3003
Internet: www.osteologie-online.de und www.bayerisches-osteoporose-zentrum.de
E-Mail: Reiner.Bartl@med.uni-muenchen.de

Bundesselbsthilfeverband für Osteoporose e.V.
Kirchfeldstr. 149
40215 Düsseldorf
Tel. 0211/319165
Internet: www.bfo-aktuell.de
E-Mail : info@bfo-aktuell.de

Dachverband Osteologie e.V. (DVO)
Brettreichstr. 11
97974 Würzburg
Internet: www.dv-osteologie.org
E-Mail : kontakt@dv-osteologie.org

Deutscher Nordic Walking und Nordic Inline Verband e.V.
Schlossstraße 2a
55543 Bad Kreuznach
Tel. 0700/66734 2348
Internet: www.nordicwalkingverband.de
E-Mail: office@nordicwalkingverband.de

Kuratorium Knochengesundheit e.V.
Leipziger Straße 6
74889 Sinsheim
Tel. 09001/854525
Internet: www.osteoporose.org
E-Mail: ulrike.barth@osteoporose.org

VdK-Landesverband Bayern e.V.
Landesgeschäftsstelle
Schellingstraße 31
80799 München
Tel. 089/2117-0
Internet: www.vdk.de
E-Mail: info@vdk.de

AUFLÖSUNG DES QUIZ AUF S. 95

1. falsch
2. wahr
3. wahr
4. falsch
5. wahr
6. wahr, aber nur bis zu 70 Jahren
7. falsch
8. wahr
9. wahr
10. falsch
11. wahr
12. wahr
13. falsch
14. wahr

Wichtiger Hinweis

Die im Buch veröffentlichten Ratschläge wurden mit größter Sorgfalt von Verfassern und Verlag erarbeitet und geprüft. Eine Garantie kann jedoch nicht übernommen werden. Ebenso ist eine Haftung der Verfasser bzw. des Verlages und seiner Beauftragten für Personen-, Sach- oder Vermögensschäden ausgeschlossen

Autoren des Knochenaufbauprogramms

Christof Baur und Bernd Thurner sind Diplom-Sportlehrer für Prävention und Rehabilitation. Sie arbeiten gemeinsam am Therapie- und Trainingszentrum in Friedberg bei Augsburg. Daneben sind Sie erfolgreiche Autoren zahlreicher Fitnessbücher.

Bibliografische Information Die Deutsche Bibliothek
Die Deutsche Bibliothek verzeichnet diese Publikation in der Deutschen Nationalbibliografie; detaillierte bibliografische Daten sind im Internet über http://dnb.ddb.de abrufbar.

Bildnachweis
Umschlagfotos: Silvia Lammertz
Fotos: Silvia Lammertz; Reiner Bartl S. 16, 26, 29; Norbert Hellinger S. 37.
Illustrationen S. 10, 12, 73, 83, 85, 95: Mit freundlicher Genehmigung entnommen aus dem Buch »Osteoporose-Manual - Diagnostik, Prävention, Therapie« von Prof. Dr. Reiner Bartl, Dr. Christoph Bartl © Springer Verlag 2004, Heidelberg.

Projektleitung: Gabriele Feuerstein, Kathrin Gritschneder
Redaktion: Annette Barth, Hamburg
Fachliche Beratung: Martina Gewecke, Krankengymnastin
Bildredaktion: Sylvie Busche (Ltg.), Margit Schulzke
Herstellung: Veronika Preisler
Layout: Matthias Reithmeier, Diamond Graphics KG, Augsburg
Satz und DTP: Gaby Herbrecht
Umschlag: ZERO Werbeagentur, München
Reproduktion: Repro Ludwig, Zell am See
Druck und Bindung: Offizin Andersen Nexö, Leipzig
Printed in Germany

ISBN-13: 978-3-426-64277-1
ISBN-10: 3-426-64277-8

5 4 3 2 1